改良式无气腹腹腔镜妇科手术

郑天生 ◎ 主编

科学技术文献出版社
SCIENTIFIC AND TECHNICAL DOCUMENTATION PRESS
·北京·

图书在版编目（CIP）数据

改良式无气腹腹腔镜妇科手术 / 郑天生主编. —北京：科学技术文献出版社，2020. 4
ISBN 978-7-5189-6169-6

Ⅰ. ①改… Ⅱ. ①郑… Ⅲ. ①妇科外科手术—腹腔镜检 Ⅳ. ① R713. 04

中国版本图书馆 CIP 数据核字（2019）第 251227 号

改良式无气腹腹腔镜妇科手术

策划编辑：袁婴婴　　责任编辑：帅莎莎　袁婴婴　　责任校对：张永霞　　责任出版：张志平

出　版　者	科学技术文献出版社	
地　　　址	北京市复兴路15号　　邮编　100038	
编　务　部	(010) 58882938，58882087（传真）	
发　行　部	(010) 58882868，58882870（传真）	
邮　购　部	(010) 58882873	
官 方 网 址	www.stdp.com.cn	
发　行　者	科学技术文献出版社发行　全国各地新华书店经销	
印　刷　者	北京地大彩印有限公司	
版　　　次	2020 年 4 月第 1 版　2020 年 4 月第 1 次印刷	
开　　　本	787×1092　1/16	
字　　　数	89千	
印　　　张	8.5	
书　　　号	ISBN 978-7-5189-6169-6	
定　　　价	128.00元	

编委会

主　编：郑天生

副主编：刘素枝　陈桂英　张　晶

编　者（按姓氏拼音排序）：

陈桂英　成庆昱　窦迎春　刘素枝　毛姝雯　乌兰托娅

吴国丽　郗海艳　徐东艳　张　晶　郑　芮　郑天生

主编简介

郑天生，中共党员，主任医师，硕士研究生导师，赤峰市妇产医院院长，内蒙古计划生育科学技术研究所所长，从事妇产科临床工作40余年，率先在内蒙古地区开展了改良式无气腹腹腔镜妇科手术、阴式系列手术等微创手术技术。主持多项科研课题，其主持开展的"悬吊式无气腹腹腔镜妇科手术临床研究"荣获中国妇幼健康科研成果奖三等奖，该技术被内蒙古自治区卫计委选评为"自治区医疗卫生计生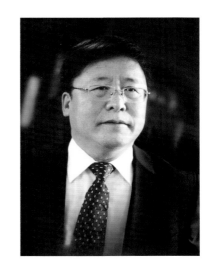科研成果与适宜推广项目"。荣获国家发明专利2项，内蒙古科技进步三等奖2项，赤峰市科技进步一等奖1项、二等奖3项、三等奖3项。先后被评为全国计划生育科技工作先进个人、内蒙古自治区劳动模范、内蒙古自治区有突出贡献中青年专家、赤峰市建市30年有影响人物、赤峰市玉龙人才等，另外还荣获赤峰市中青年科技创新奖，内蒙古自治区人口计生工作30年特殊贡献奖。

现任中国优生科学协会常务理事，中国妇幼健康研究会常务理事，中国妇幼健康研究会安全避孕专业委员会副主任委员，《中国计划生育学杂志》

《中国生殖医学杂志》编委，内蒙古医师协会妇产科分会副会长，内蒙古妇幼健康管理研究分会副主任委员，内蒙古医学会妇产科分会腔镜学组副组长，内蒙古医师协会基层医疗机构妇产科分会会长。

副主编简介

刘素枝，主任医师，硕士研究生导师，国家妇幼健康研究会生育调控专委会委员。现任赤峰市妇产医院副院长、内蒙古计划生育科学技术研究所副所长。

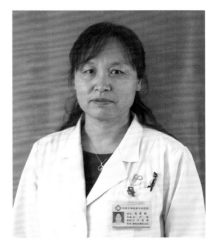

从事妇产科临床工作多年，临床经验丰富。擅长阴式全子宫切除术、次全子宫切除术、子宫肌瘤剔除术、新式剖宫产术、悬吊式无气腹腹腔镜妇科手术、宫腔镜检查及黏膜下子宫肌瘤、子宫内膜息肉、子宫纵隔等宫腔镜电切术，以及子宫颈癌／子宫内膜癌／卵巢癌根治术，并对各种妇产科手术后并发症的处理有着丰富的临床经验。擅长女性不孕症及妇科内分泌疾病的诊治，熟悉人工授精、体外授精－胚胎移植等辅助生殖技术及管理。

先后在国家、省专业期刊上发表论文 10 篇，其中具有代表性的论文有《悬吊式无气腹腹腔镜妇科手术 62 例临床分析》《微创手术在宫内节育器异位诊治中的应用》《腹腔镜辅助下回肠移植阴道成形术 4 例临床分析》《经阴道子宫肌瘤挖出术的临床应用》等。主持并参加多项临床技术研究工作，获中国妇幼健康科学技术成果三等奖 1 项，内蒙古自治区科技进步三等奖 2 项，赤峰市科技进步一等奖 2 项、二等奖 2 项、三等奖 4 项。获国家发明专利 1 项，并获得"内蒙古自治区深入生产第一线做出突出贡献的科技人员""赤峰市先进科技工作者""赤峰市计划生育工作先进个人"等荣誉称号。

陈桂英，中共党员，主任医师，现任赤峰市妇产医院副院长、内蒙古计划生育科学技术研究所副所长。

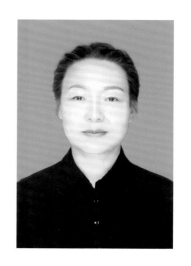

1984年7月毕业于赤峰市卫生学校妇幼医师专业，1989—1992年在四川省计划生育管理干部学院学习计划生育临床专业，1999—2000年在哈尔滨医科大学第一附属医院进修学习，2001—2003年在锦州医学院学习临床医学专业，2009年5月在北京天坛医院进修学习宫腔镜临床技术。

从事妇产科工作多年，临床经验丰富。擅长阴式全子宫切除术、次全子宫切除术、子宫肌瘤剔除术、宫腔镜及腹腔镜微创手术、妇科恶性肿瘤的规范手术及化学治疗、新式剖宫产术。在阴道紧缩术及处女膜修补方面有较深造诣。对妇科内分泌疾病、各种原因导致的不孕不育疾病治疗有独到见解。

先后在国家级、省级核心期刊发表论文7篇，其中具有代表性的论文有《单孔无气腹悬吊式腹腔镜手术治疗卵巢、输卵管疾病145例临床观察》《悬吊式无气腹腹腔镜妇科手术62例临床分析》《腹腔镜辅助下回肠移植阴道成形术5例临床分析》等。主持并参与多项临床技术研究工作，获内蒙古自治区科技进步三等奖2项、技术创新二等奖1项，市级科技进步一、二、三等奖共7项。2017年"悬吊式无气腹腹腔镜妇科手术临床研究"项目荣获中国妇幼健康科技成果三等奖。2017年被赤峰市总工会授予"赤峰市五一劳动奖章"。

张晶，中共党员，主治医师，赤峰市妇产医院妇科副主任，内蒙古自治区医师协会妇产科医师分会青年委员。

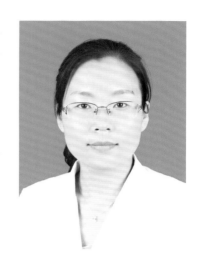

2008年毕业于内蒙古科技大学包头医学院临床医学专业，2015年在北京大学第三医院妇产科进修学习。从事妇产科临床工作10年，在妇科常见病及多发病的诊治方面有着较丰富的临床经验，具有解决疑难复杂问题的能力。熟练掌握妇科无气腹腹腔镜、宫腔镜及阴式系列微创手术技术。目前可独立完成无气腹腹腔镜下子宫肌瘤剔除术、附件区良性肿瘤相关手术，经阴道全子宫切除术，经阴道子宫肌瘤挖除术，宫腔镜下子宫内膜息肉、黏膜下肌瘤电切术等。近2年在国家级期刊发表论文2篇。

前言

　　我国的无气腹腹腔镜手术起步于 1993 年，2006 年我院开始自制器械开展悬吊式无气腹腹腔镜下附件区良性病变手术，随着悬吊器械的改进和技术的进步又相继开展了子宫肌瘤剔除术、子宫切除术、回肠移植阴道成形术、疝修补术、阑尾切除术等。近几年又开展了单孔无气腹腹腔镜附件区手术，还尝试了利用宫腔镜、膀胱镜代替腹腔镜光学视管，完成单孔无气腹腹腔镜附件区手术，力争将手术创伤降至最低。

　　正是基于以上我们对无气腹腹腔镜手术的改进和创新，我们觉得有必要以书的形式将我们的经验和技术展现给同仁，以供大家参考和学习。在酝酿本书之初，我们高兴的同时也有些忐忑，高兴的是能将我们的经验和手术方法以书的形式分享给大家，忐忑的是我们这项技术使用的设备在达芬奇外科手术系统及气腹腹腔镜动力系统等先进设备面前实在显得有些"土气"，面对广大医者有些汗颜。但鉴于十几年来我院以这项特色技术得以发展壮大，该技术于 2015 年被评为"内蒙古自治区医疗卫生计生科研成果与适宜技术推广项目"，并被周边地区三十多家医疗机构推广应用，且受到基层妇科医生的青睐和广大患者好评，这些又激发了我们出版的热情。

　　本书共分为九部分，精选 200 余张手术图片，所有图片皆是我院手术中拍摄，图文并茂，力求实用，希望能对开展这项技术的医生有一定的帮助。鉴于我们水平有限，在文字描述和图片取舍方面难免有不当或疏漏之处，希望同道批评指正。

目录

第一章 概论

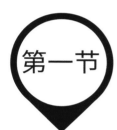

第一节 无气腹腹腔镜技术的发展史

1947 年 Palmer 首次将腹腔镜应用于妇科手术，随后腹腔镜逐渐成为妇科最常见的操作技术之一，但气腹对机体有着较为明显的不良影响，为了消除气腹对患者的不利影响，学者们开始对无气腹腹腔镜技术进行研究，经过近几年的探索与实践，无气腹腹腔镜技术已发展为现代腹腔镜领域的一个重要分支。

1991 年日本外科医生永井秀雄开发了悬吊式腹腔镜技术，1993 年日本东京医科大学的井坂惠一医生首次将该腹腔镜技术应用于妇科，并首创了腹壁皮下单点悬吊式腹腔镜技术。井坂惠一教授起初是用两条弧形钢丝分别穿入皮下将腹壁吊起（双钢丝两点悬吊法），虽然此法从外观看并不美观，但可使腹腔内产生良好的手术视野。1 年后开始使用两根直钢针悬吊腹壁，方法与两条弧形钢丝法相同。然而使用两根钢针悬吊腹壁时，腹壁外悬吊器械占据的空间较大，手术操作受到限制，并且悬吊腹壁的手术操作过程也较烦琐。因此，井坂惠一将双钢针悬吊法改良为腹壁皮下单根钢针悬吊法，此方法根据腹壁的解剖特点选择了脐下正中腹白线处作为钢丝穿入的部位，因为此处血管少、损伤小、操作也简单。手术设计者本打算牺牲双钢针悬吊法的良好手术视野用单钢丝悬吊来换取操作简便，但在用一根直径 1.2 mm 钢针穿入皮下悬吊腹壁时，出乎意料地发现其也能在腹腔内产生良好的手术视野。不管什么手术，腹腔内的手术视野都不比以前两条钢丝悬吊时逊色，而且也避免了两条钢丝悬吊法的缺点，手术操作变得更加简单，操作时间也明显缩短。

我国无气腹腹腔镜装置是在 1993 年由北京医科大学王秋生等研制而成，并于 1994 年首次采用非气腹技术成功完成腔镜下腹会阴联合直肠癌切除术。到 20 世纪 90 年代末，国内许多医院开展并报道无气腹腹腔镜手术。经过近二十年的临床实践与改进，无气腹技术在现代微创外科中发挥着越来越重要的作用。

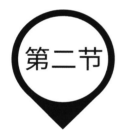

第二节 无气腹腹腔镜的悬吊器械与改良式无气腹腹腔镜悬吊器械

我院自 2004 年开展腹腔镜手术以来，为了推广、普及腹腔镜技术，降低腹腔镜手术成本，减少腹腔镜手术的并发症，自行设计制造了"无气腹妇科腹腔镜手术悬吊器"，并于 2007 年获得"国家发明专利"。现采用德国 WISAP 公司生产的腹腔镜设备和基本器械及自制腹壁悬吊器，累计完成妇科微创手术近万例。

下面结合附图对我院研发的悬吊器做进一步说明。由图 1-1 可以看到该悬吊器的结构，它是由悬吊架、悬吊钩、悬吊链、松紧调节装置、悬吊抓手及钢针构成；上述的悬吊架是倒"L"型的，由竖架及横梁构成，竖架、横梁上均有刻度，竖架的下端经旋钮固定在床上，横梁穿入竖架上端的两夹片中以紧固件连接，横梁搭在竖架的框上，在横梁上装有可移动的悬吊钩，它是不锈钢套，其下两面均连有吊钩，上部有固定装置，它是旋钮连接螺杆，螺杆经螺母穿入钢套中；吊钩连不锈钢悬吊链，该链两端均有挂钩，两端的挂钩与主体螺纹连接；挂钩连悬吊抓手，悬吊抓手有横梁，横梁上有刻度，其上装有两滑套，每个滑套上有固定装置，两滑套下分别连螺杆，在螺杆的下端有接触片，在接触片上面螺杆有孔，螺杆上有蝶形螺母，穿入腹壁的克氏钢针两端穿入两螺杆孔，并固定在悬吊抓手的下部。

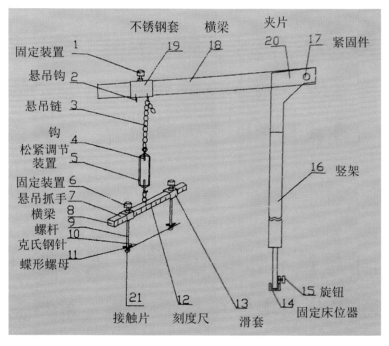

图1-1 悬吊器结构

使用时，先将竖架固定在床上，连接横梁，将无菌塑料套套在连接处及竖架上，除竖架外其他装置均消毒，将克氏钢针穿入腹壁，根据其穿入的长度，调节抓手滑套的位置，将钢针两端穿入上述螺杆的孔中，用蝶形螺母固定（图 1-2）。使用过程中亦可用 T 型引流管替代悬吊链（图 1-3）。

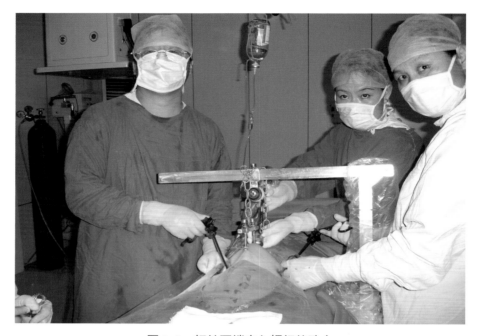

图 1-2　钢针两端穿入螺杆的孔中

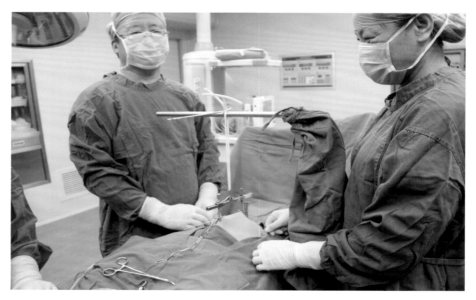

图 1-3　T 型引流管代替悬吊链进行悬吊

在使用上述悬吊器的过程中发现倒 L 型悬吊架因其位置关系影响手术操作，故将其去掉，将一条不锈钢链固定于屋顶上代替悬吊架进行悬吊（图1-4），便于手术操作。

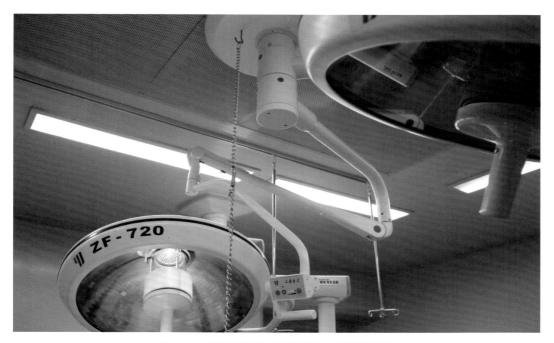

图1-4　不锈钢链固定于屋顶上代替悬吊架

随着无气腹腹腔镜技术在我市基层医院的推广应用，以及该技术操作简便、技术人员无需经过专门培训、无需购置高价的气腹腹腔镜设备等优点，目前在基层医院倍受欢迎。并且基层医生根据本院手术室条件做了不同的改动，如多种悬吊方法（图1-5 至图1-7），用骨科牵引弓替代悬吊抓手（图1-8），普通电视替代显示器（图1-9）等。

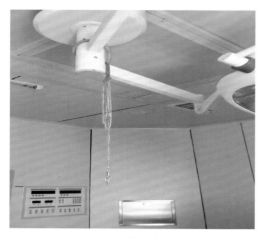

图 1-5　悬吊方法 1

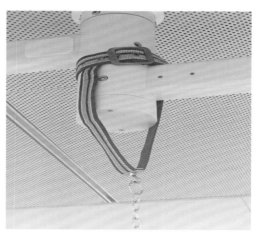

图 1-6　悬吊方法 2

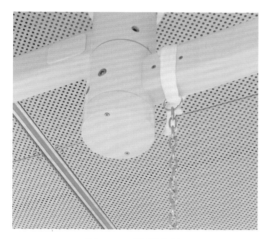

图 1-7　悬吊方法 3

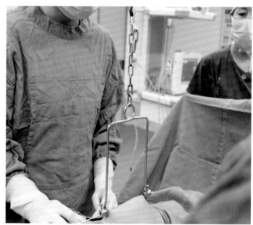

图 1-8　骨科牵引弓代替悬吊抓手

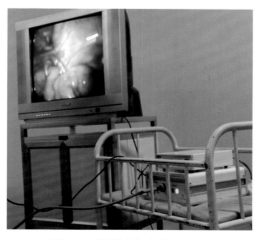

图 1-9　普通电视替代显示器

第二章
改良式无气腹腹腔镜手术器械的介绍及使用方法

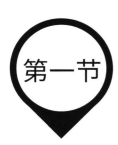

第一节 专用器械

1. 悬吊装置：如图 2-1 所示。

2. 举宫器：可变换子宫位置以便手术操作（图 2-2）。

3. 推结器：用于术中深部打结（图 2-3）。

4. 肌瘤旋切器：用于较大良性肌瘤的切取，避免了取瘤速度慢、大切口取瘤等缺点（图 2-4）。

5. 切口保护套：用于内窥镜手术、小切口手术，保护切口免受损伤，减少切口感染等。目前我国器械市场推出的一次性切口保护套，价格较昂贵，我院为节约成本使用了不同型号的注射器自制切口保护套（图 2-5）。

6. 腹壁穿刺器械：由套管鞘和穿刺锥组成，共有 5mm、10mm、20mm

等不同规格粗细的套管鞘，可根据手术需要选择（图 2-6）。

7. 特殊腹腔操作器械：双关节，腹壁切口较小时不影响器械的开合，操作灵活（图 2-7）。

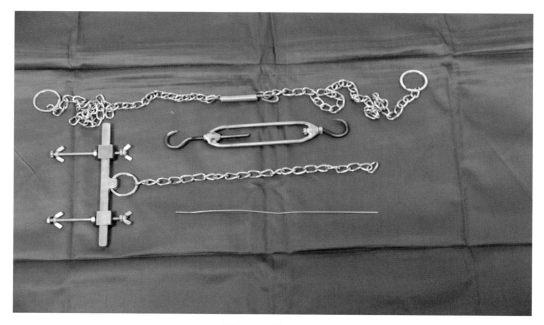

图 2-1　悬吊装置

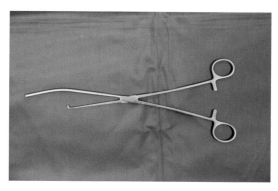

图 2-2　简易举宫器

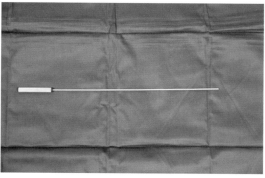

图 2-3　推结器

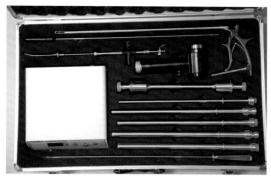

图 2-4 肌瘤旋切器

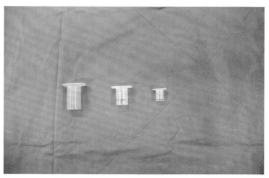

图 2-5 自制切口保护套

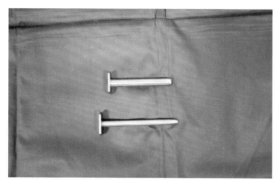

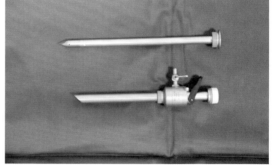

图 2-6 腹壁穿刺器械

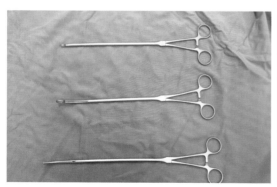

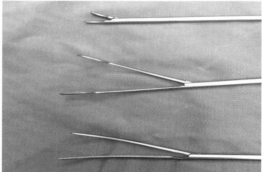

图 2-7 特殊腹腔操作器械

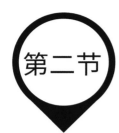

第二节 图像系统

腹腔镜手术属于微创外科的范畴，手术必须在图像系统监视下进行，图像系统同气腹腹腔镜一样由光源、光缆、腹腔镜、摄像头和监视器等几部分组成（图2-8）。

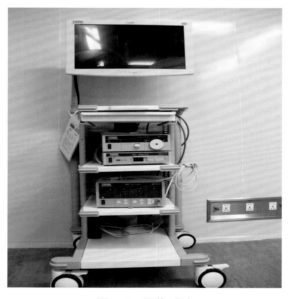

图2-8　图像系统

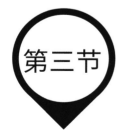

第三节 其他手术器械

部分开腹及气腹腹腔镜器械有：单极电钩、长持针器、长剪刀、长弯钳、双爪钳、单爪钳、长直角钳等（图2-9至图2-14）。

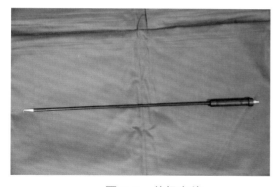

图 2-9 单极电钩

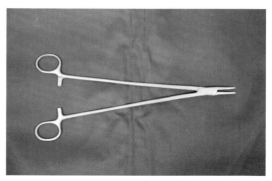

图 2-10 长持针器

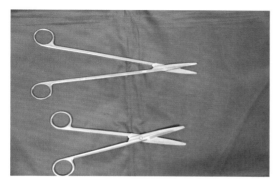

图 2-11 长剪刀

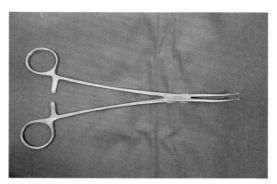

图 2-12 长弯钳

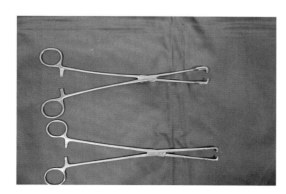

图 2-13 双爪钳

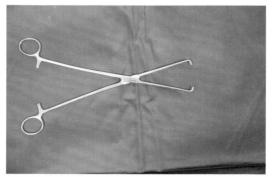

图 2-14 单爪钳

第三章
改良式无气腹腹腔镜手术的围术期处理与基本操作

无气腹腹腔镜手术操作较气腹腹腔镜操作简单、易学，能使用传统剖腹手术的器械和缝合技术，无需进行专门的培训。

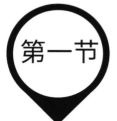

第一节 手术适应证与禁忌证

一、适应证

1. 有常规气腹腹腔镜手术指征的疾病。

2. 子宫、附件良性病变。

3. 特别适用于心、肺功能较差，不能承受气腹压力，不宜行气腹腹腔镜者。

二、禁忌证

1. 体质虚弱不能耐受麻醉。

2. 子宫、附件恶性病变。

3. 重度出血倾向。

4. 腹腔严重感染。

5. 极度病态肥胖或腹肌发达者。

6. 病变复杂，达不到安全手术目的。

7. 盆腔粘连严重者。

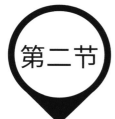

第二节 术前准备与术后处理

一、术前准备

1. 常规检查：血常规、血型、尿常规、肝肾功能、凝血四项、肿瘤标志物、胸片、心电图、B 超等，必要时行 CT、MRI 检查。

2. 肠道准备：因悬吊式无气腹腹腔镜手术是免气腹的，所以没有腹腔内压压迫肠管，使之与气腹腹腔镜相比较，稍易产生肠胀气而对手术视野产生一定的影响，因此，做好术前肠道准备十分重要，尤其是时间较长的手术。

术前的肠道准备如下：

（1）饮食：手术前 1 天开始无渣半流质饮食。

（2）服用缓泻药：手术前 1～2 天开始服用缓泻药，如番泻叶 10～15g 代茶喝，或服用 25% 硫酸镁 30mL。

（3）手术前 1 天下午服用蓖麻油 60mL，手术前 1 天晚间及手术当天早晨温肥皂水清洁灌肠。

3. 脐部消毒：术前要对脐部进行彻底的清洁和消毒。

4. 阴道准备：术前 2 天开始行常规阴道灌洗，每日 2 次。

二、术后处理

术后患者的处置与一般的妇科手术相同。

1. 进食情况：一般术后 8 小时进流食，术后第一天进半流食，术后第二天进软食，逐渐恢复正常饮食。如手术操作涉及肠管或肠管损伤则根据病情决定进食时间。

2. 一般留置尿管 24 小时后拔除。

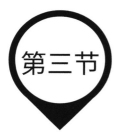

第三节 患者体位及消毒

一、体位

妇科腹腔镜手术主要针对盆腔脏器进行手术操作，故多选择头低臀高的仰卧体位使腹腔脏器因重力作用而自动移向上腹腔，从而充分暴露术野，如果需要进行举宫操作则取仰卧位双下肢平行外展或取头低臀高的截石位，故应配有体位调节功能的电动手术台。

二、消毒

与开腹手术基本相同，需要特别注意脐孔的消毒。

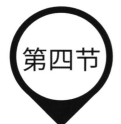

第四节 手术麻醉的选择

妇科腹腔镜手术经历了由气腹腹腔镜手术到无气腹腹腔镜手术的转变，

麻醉方法也随之发生变化。Kruschinski 等报道在局域性麻醉下行腹腔镜诊断 10 例，腹腔镜手术 43 例，均未使用全身麻醉，且无并发症。1998 年 10 月，首都医科大学附属北京安贞医院李斌教授等人开展了无气腹腹腔镜手术，在腹腔镜辅助下行妇科手术，其中包括阴式子宫切除术、输卵管通液术、粘连分离术、浆膜下肌瘤剥除术、卵巢囊肿剥除术、输卵管切除术、绝育术等，均行硬膜外麻醉而未加任何强化药，手术均顺利完成，无脏器副损伤。因此，对于气腹腹腔镜手术，气管插管加静脉复合麻醉是较为安全且易于管理的麻醉方式。而无气腹腹腔镜手术因无须向腹腔内注入二氧化碳，故采用硬膜外麻醉方法，这对于维持呼吸和循环功能的稳定更有利。但由于无气腹腹腔镜没有腹腔内压压迫肠管，相对容易出现肠胀气而影响手术视野，尤其在肥胖患者和急症手术的患者中更易产生手术视野不良的情况。此时可选择应用 Propotol 联合镇痛药枸橼酸芬太尼进行完全的静脉麻醉，此方法收到良好效果。

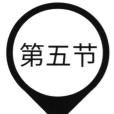

第五节　手术人员的组合及设备位置

与气腹腹腔镜手术相同，手术常由术者、助手、麻醉师、器械护士和巡回护士等组成，其中，助手的人数可根据手术的情况进行调整。通常情况下，施术者站于患者左侧，助手站在患者右侧，术者及助手的位置亦可根据病变的部位进行调换，器械护士在患者右侧，麻醉师则在患者头侧，必要时可在患者头侧增加一名扶镜者（图 3-1），举宫者位于患者两腿之间。

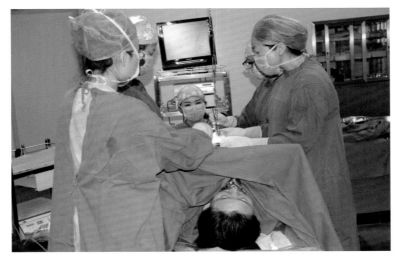

图 3-1 手术人员组合展示

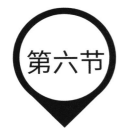

第六节 手术器械的准备

一、专用器械

包括举宫器、推结器、肌瘤旋切器、切口保护套、长弯钳、直角钳、双关节钳、卵圆钳、单爪钳、双爪钳、长剪刀、长持针器、气腹腹腔镜等相关器械。

二、传统开腹手术器械

包括尖头手术刀、布巾钳、拉钩、无齿血管钳、爱丽丝钳、吸引器、各种缝线及纱布等（图 3-2）。

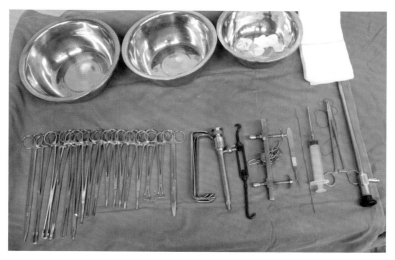

图 3-2　相关器械准备

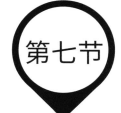

第七节　手术的基本操作

一、腹腔外操作

主要包括腹腔镜孔的建立、腹壁的悬吊及腹壁操作孔的建立。

（一）腹腔镜孔的建立

腹腔镜孔选择脐部正中纵向切口，以两把布巾钳钳夹切口两侧皮肤（图 3-3）并向上提拉腹壁，刀尖与皮肤成直角纵行切开皮肤，长约 1.5cm，逐层切开进入腹腔（图 3-4），当有空气流入腹腔内，可判断进入腹腔。根据镜体的直径，置入 5mm 或 10mm 镜鞘（图 3-5）导入腹腔镜。如有腹腔手术史的患者，要警惕腹腔粘连的可能，可用手指进入腹腔探查有无粘连。因各种原因无法进入腹腔，可待腹部操作孔建立后，进入手指探查脐部切口情况（图 3-6），在手指的指引配合下置入镜鞘。

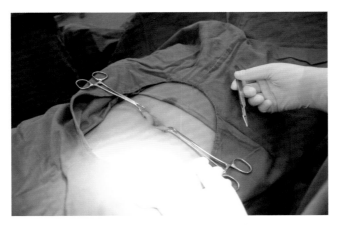

图 3-3　布巾钳钳夹脐孔两侧皮肤

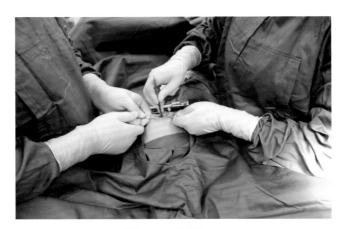

图 3-4　脐部切口

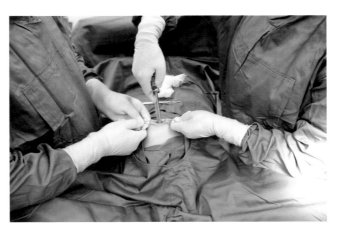

图 3-5　置入镜鞘

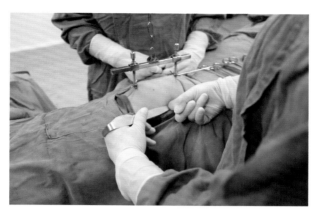

图 3-6 手指探查脐部切口

（二）腹壁皮下悬吊

1. 悬吊钢针的刺入及固定：不锈钢穿刺针直径为 1.2mm，钢针刺入皮下的长短要根据患者脐耻之间的距离及悬吊的位置来确定。在耻骨联合上 4cm 左右处沿腹白线向脐下方刺入钢针，钢针经皮下于脐下 2cm 处穿出（图 3-7），具体操作如下：

（1）确定穿刺位置及距离。

（2）术者和助手将腹壁横行捏起（图 3-8），从耻骨联合上约 4cm 处插入钢针。对于下腹部有横行切口瘢痕的，为了减少腹壁切口数量，取病变侧原手术切口作为操作孔，此时可斜行悬吊腹壁（图 3-9）。

（3）放置钢针抓手（图 3-10）并根据钢针刺入皮下的长度，调节抓手滑套的位置，将钢针两端穿入上述螺杆孔，用蝶形螺母固定。

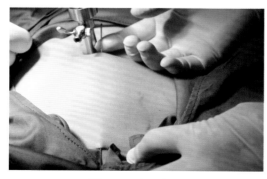

图 3-7 穿入钢针

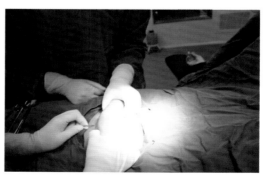

图 3-8 横行捏起腹壁

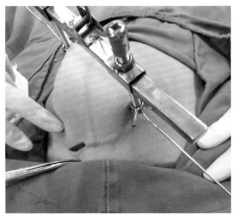
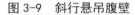
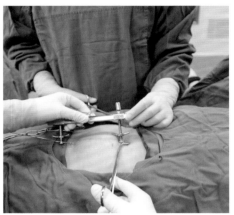

图 3-9　斜行悬吊腹壁　　　　　　　　图 3-10　放置钢针抓手

2. 钢针抓手的悬吊：悬吊链固定在手术床正上方屋顶（图 3-11），此为有菌部位，钢针抓手的吊链为无菌部位，两个部位吊链通过无菌的调节器连接并将腹壁吊起（图 3-12），通过调节器调节腹壁吊起的高度。

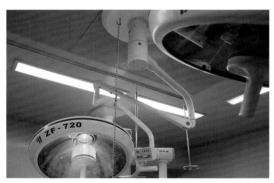
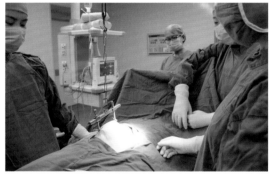

图 3-11　悬吊链　　　　　　　　　　图 3-12　腹壁悬吊

（三）操作孔的建立

腹壁悬吊完成后建立操作孔，在腹腔镜指示下于髂前上棘与脐孔连线的中外 1/3 处寻找无血管区（图 3-13），将皮肤切开 1.0 ～ 1.5cm，逐层切开皮下各层组织进入腹腔，放置切口保护套（图 3-14），腹腔操作孔完成。操作孔也可根据情况改为 1.5 ～ 2.0cm 腹壁小切口。手术时通常需要建立两个操作孔，有时只需一个操作孔。一般手术者在患者的左边，右手持器械操作，也可根据情况选择位置（如偏向盆腔右侧的肿物等，操作孔选择右下腹，术者在患者右侧操作）。

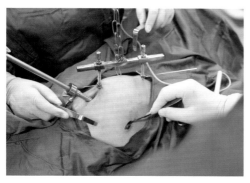
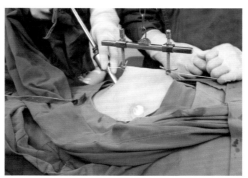

图 3-13 腔镜直视下建立操作孔　　　　　图 3-14 放置切口保护套

二、基本操作

由于操作时不像气腹法那样担心漏气，故而操作器械可自如地进出腹腔，器械操作更加简便。在手术时，无气腹压迫肠管的作用，与气腹相比，易因肠胀气而对手术视野产生一定的影响，故术前充分的肠道准备很重要。

（一）钳夹

可选用开腹手术应用的器械，如长血管钳、卵圆钳、双关节钳等。进入腹腔进行钳夹时（图 3-15），可根据不同的需要选择钳夹器械，也可将两把器械同时放在同一操作孔中使用（图 3-16）。

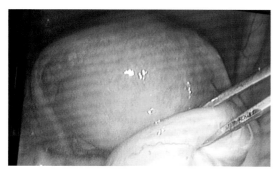
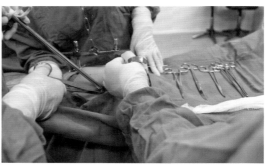

图 3-15 腹腔内钳夹　　　　　　图 3-16 多个器械在同一操作孔中使用

（二）缝合

选用开腹持针器由操作孔进入腹腔内缝合，助手可通过对侧操作孔协助（图 3-17），缝合后可用持针器在腹腔内打结（图 3-18），或用推结器进行打结（图 3-19 至图 3-21），或将一只手的食指深入腹腔内进行打结操作（图 3-22）。

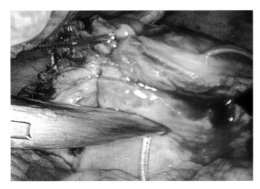
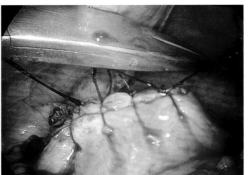

图 3-17　开腹持针器腹腔内缝合　　　图 3-18　持针器腹腔内打结

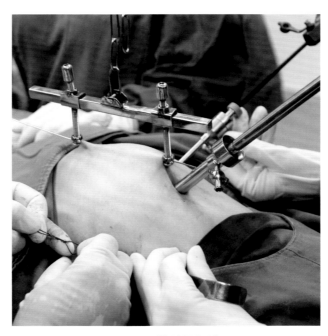

图 3-19　推结器打结 1

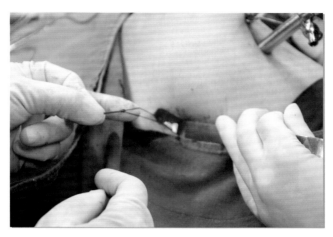

图 3-20　推结器打结 2

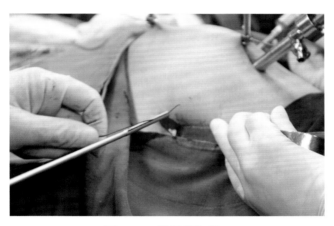

图 3-21　推结器打结 3

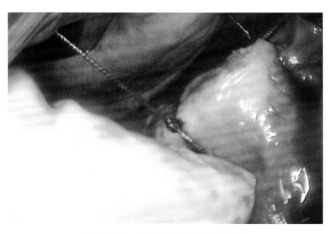

图 3-22　食指深入腹腔内打结

（三）其他操作

1. 冲洗和吸引：如同开腹手术简便，可使用漏斗快速向腹腔内灌注冲洗液，并可用纱布蘸取腹腔积血或冲洗液（图3-23）。

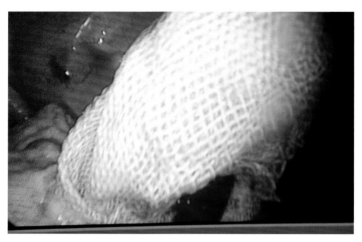

图3-23　纱布蘸取冲洗液

2. 腹腔外操作：如为良性卵巢囊肿可将囊内容物进行抽吸，待体积缩小后将卵巢自腹腔操作孔提出至腹腔外进行相关操作（图3-24）。

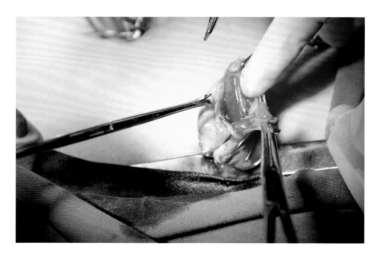

图3-24　腹腔外操作

第四章
改良式无气腹腹腔镜在不孕症诊疗中的应用

女性不孕症是妇科常见病之一，近年来有上升趋势。我国不孕症的发病率为7%～10%，女性不孕症因素有：排卵障碍、输卵管因素、子宫因素、宫颈因素等，以排卵障碍、输卵管因素居多。因而了解不孕症患者的盆腔情况对不孕症的诊治十分重要。腹腔镜手术的开展，为诊断和治疗女性不孕症盆腔病变开辟了广阔的前景。近年来，腹腔镜在不孕症诊断及治疗方面的效果是肯定的，尤其在盆腔粘连、输卵管性不孕、子宫内膜异位症、多囊卵巢综合征等方面，可以在明确诊断的同时给予有效的手术治疗，这是开腹手术所无法替代的，同时避免了开腹手术加重盆腔粘连的可能。

无气腹腹腔镜于20世纪90年代开始在国内外开展，近些年，无气腹腹腔镜因操作方便、不良反应小、费用低及便于开展等优点于妇科临床广泛应用。我院应用改良式无气腹腹腔镜技术开展了一系列与女性不孕症相关的诊断和治疗性手术，如输卵管通液术、输卵管逆行通液术、输卵管结扎术、盆腔粘连松解术、多囊卵巢打孔术等。

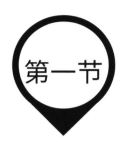 **第一节** **无气腹腹腔镜相比气腹腹腔镜在
不孕症诊疗中的优点与缺点**

一、优点

首先，气腹腹腔镜手术操作难度较大，尤其是一些治疗性手术，如输卵管成形术、输卵管显微吻合术等，需要手术医师进行专业的培训，同时要配备相关昂贵的手术器械及设备，这就大大增加了手术成本，加重不孕症患者的经济负担。而无气腹腹腔镜同样可以完成气腹腹腔镜的手术操作，由于卵巢及输卵管在盆腔内呈现半游离状态，在无气腹腹腔镜下进行输卵管吻合、伞端成形、卵巢囊肿剥除术等附件相关手术时，可将该输卵管或卵巢提至腹腔外，在直视下通过普通外科器械或显微器械完成手术操作，这样就降低了对手术医师及手术设备的要求，缩减了手术成本，减轻了患者的经济负担，更适合于基层医院开展。

其次，气腹腹腔镜手术必须在全麻下进行，同时需要用 CO_2 建立气腹压力，这样会加重患者的心肺负担，而且可能会出现与气腹相关的并发症，如皮下气肿、气体栓塞和高碳酸血症等。而无气腹腹腔镜手术可直接选择联合硬膜外麻醉，且无需建立 CO_2 气腹压，故避免了全麻和与气腹相关手术并发症的风险。

二、缺点

无气腹腹腔镜因无气腹压压迫肠管，相对容易出现肠胀气而影响手术视野，尤其盆腔粘连较重、肥胖和急症手术的患者更易产生手术视野不良，从而加大手术难度，所以对于这类患者，最好选择有气腹腹腔镜手术。

对于不孕症患者来说，腹腔镜手术可以全面评价盆腔情况，及时发现临床漏诊的盆腔疾病，明确导致不孕的原因，并加以治疗，但对于一部分患者而言，这不是终极治疗，故选择一种创伤最小、风险最小、并发症最轻、费用最低的手术操作，减轻她们的各种负担。通过我们的临床观察，相对于气腹腹腔镜手术，无气腹腹腔镜手术更容易被不孕症患者接受。

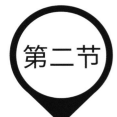

第二节　多囊卵巢打孔术

多囊卵巢综合征（polycystic ovarian syndrome，PCOS）是以持续性无排卵、高雄激素血症或胰岛素抵抗为特征的内分泌紊乱症候群。PCOS 是生育期妇女最常见的内分泌紊乱性疾病，所引起的无排卵性不孕居不孕症的第二位。

卵巢楔形切除术曾是 PCOS 伴不孕的唯一手术方法，但手术对卵巢的过度损伤及术后盆腔粘连较高的发生率限制了这项技术在临床上的应用。而卵巢打孔术因手术时间短，术后恢复快；术后可成功地诱发排卵，建立正常的月经周期，术后妊娠率高；与 Gn 药物治疗相仿，但不增加多胎妊娠、卵巢过度刺激综合征的发生率等优点，现已在临床广泛应用。

一、手术适应证

多囊卵巢综合征患者经促排卵药物治疗无效；持续高 LH 水平；如需盆腔探查的患者可选择腹腔镜下卵巢打孔手术治疗，可明显提高患者术后妊娠率。

二、手术方法

1. 一般采用联合硬膜外麻醉，麻醉成功后，患者取仰卧头低臀高位，常规阴道外阴消毒后放置简易举宫器，留置尿管，腹部术前消毒、铺巾。

2. 建立脐部腹腔镜孔置入腹腔镜，悬吊腹壁，于左右下腹麦氏点处各置入 5～10mm 套管鞘，常规行腹腔镜检查。了解盆腔、子宫及双侧附件情况，若为多囊卵巢综合征，镜下可见双侧卵巢稍增大，表面呈灰白色，卵巢表面可见多个凸出的囊状卵泡，外表呈珍珠状（图 4-1）。

3. 助手用无损伤钳钳夹卵巢固有韧带固定卵巢，选取卵巢游离缘尽量避开伞端和卵巢门的位置，用单极电针或电刀以垂直于卵巢表面方向刺入卵巢组织，每孔深 4～6mm，孔径为 2～3mm，每侧打孔 4～6 个（图 4-2），打孔多少可视卵巢大小及卵巢表面可见卵泡数调整，具体数量存在争议。尽量凝破卵巢内卵泡，放出囊液，操作过程中远离肠管及输卵管等重要脏器组织，尽量减少对卵巢组织表面的热损伤，手术时产生的烟雾可用吸引器吸引排出，术中充分止血，避免损伤卵巢血管。

4. 手术完毕后 4 号丝线内翻缝合脐部切口，无菌辅料覆盖操作孔。

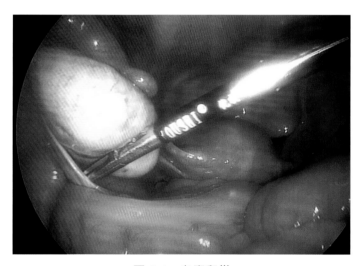

图 4-1 多囊卵巢

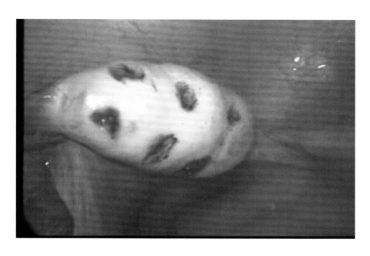

图 4-2　多囊卵巢打孔后

三、术后护理

1. 去枕平卧 4 ～ 6 小时后改自由体位，尽早下床活动预防盆腔粘连。

2. 术后 8 小时进流食。

3. 术后留置尿管 12 ～ 24 小时。

4. 根据手术情况预防性应用抗生素。

5. 术后观察排卵障碍改善的程度，测激素水平，B 超监测排卵情况。

四、术后并发症预防措施

1. 盆腔粘连：研究发现使用激光和电凝卵巢打孔术后粘连发生率分别为 41.5% 和 31%，认为使用激光可增加对卵巢表面的损伤，易导致术后粘连的发生，故术中应尽量避免对卵巢表面的损伤，手术结束前充分冲洗盆腔，可采用在卵巢表面应用抗粘连药物等方法以减少盆腔粘连。

2. 卵巢功能衰退：卵巢打孔术可损伤正常的卵巢组织，导致卵巢储备细胞永久减少，从而造成卵巢功能的减退甚至卵巢早衰。为减少术后并发症，2006 年中华医学会妇产科学分会内分泌学组建议，每侧卵巢打 4 孔，可根据卵巢大小个体化处理，原则上打孔数不宜过多，孔径深 8mm、直径 2mm，功率为 30W/ 孔，时间为 5s/ 孔。打孔后如孔眼渗血可行电凝止血，对于出血量多者，避免反复电凝止血，可采用 3/0 薇乔线简单缝合，但缝合不宜过多。为避免出血及持久性卵巢血运减少，距卵巢系膜 8 ～ 10mm 内不予电凝。打孔后即以冷生理盐水冲洗卵巢表面，并吸走烟雾及盆腔内热气体，预防卵巢因温度过高而受损。

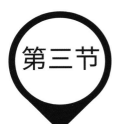

第三节 输卵管因素致不孕的相关手术

引起女性不孕症的原因很多，输卵管因素占 30%～ 40%，既往临床上多以输卵管通液或输卵管碘油造影判断输卵管的通畅情况，由于受到操作者技术水平、输卵管痉挛、输卵管伞端闭锁、碘油量不足，以及子宫内膜碎片堵塞等因素的影响，易误诊、漏诊。应用腹腔镜可直接观察子宫、输卵管、卵巢形态的改变、粘连范围及与周围组织的关系，同时在腹腔镜下行美蓝通液，能迅速准确地了解输卵管的通畅度、阻塞部位、伞端情况、管外粘连等，是诊断输卵管性不孕的最佳方法。同时可予以相应手术治疗。

一、适应证与禁忌证

（一）适应证

1. 输卵管通液检查提示阻力大，有倒流。

2. 输卵管造影提示输卵管积液增粗、通而不畅、伞端粘连等异常者。

3. 不明原因不孕。

（二）禁忌证

1. 各种生殖道急性炎症。

2. 有妊娠禁忌者。

3. 合并有其他内科疾病不宜手术者。

4. 生殖器官肿瘤。

二、术前准备

1. 术前准备：详见第三章第二节。

2. 患者体位与手术时间：手术体位采取头低足高卧位，手术时间选择月经干净后第 3～7 天，术前 3 天禁性生活。

三、无气腹腹腔镜探查术

（一）手术方法及步骤

1. 麻醉成功后，取头低足高仰卧位，分开双下肢，常规消毒外阴、阴道及腹部术区，留置通液管及尿管，铺无菌单。

2. 腹腔镜孔、腹壁悬吊及腹壁操作孔的建立同前文所述。

3. 镜下观察盆腔大致情况，有无粘连、积液，子宫、双侧卵巢有无肿瘤；双侧输卵管行程走向，周围有无粘连，有无增粗积水，有无缺失和伞端形态及游离度等，决定进一步手术方式。

4. 输卵管通液：经通液管注入稀释的美蓝液体，观察双侧输卵管伞端有无美蓝流出，是否顺畅（图 4-3）。若无美蓝液流出，观察输卵管有无充盈以判断阻塞部位。必要时可用无损伤钳夹闭一侧输卵管近端，行单侧输卵管美蓝通液（图 4-4）。

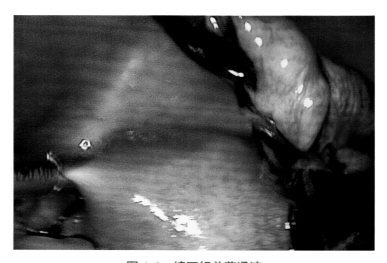

图 4-3 镜下行美蓝通液

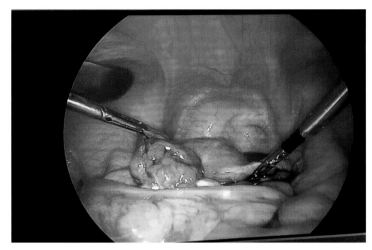

图 4-4　单侧输卵管通液

5. 输卵管伞端粘连：如有输卵管伞端粘连，行粘连松解术前必须仔细观察输卵管和卵巢的位置，避免损伤输卵管浆膜、伞端、输卵管系膜或卵巢门处血管。粘连松解时，薄而疏松、分界清晰的先分离，较粗的粘连或血管丰富处，有条件者用超声刀剪断，或可用电钩或电切分离，尽量避免热损伤。游离后行美蓝通液，观察通畅情况。粘连严重者（图 4-5）可放弃分离，行 IVF-ET 助孕，为防止输卵管积水影响试管婴儿成功率，争取患者意愿行双侧输卵管结扎（图 4-6、图 4-7）。

6. 输卵管伞端狭窄：伞端开口未闭锁、黏膜较薄会影响拾卵，可将未闭锁处稍剪开扩大（图 4-8），将弯钳从伞端深入，在管腔内张开然后退出输卵管，逐步撑大伞端开口。

7. 输卵管造伞术：术中探查见输卵管伞端完全闭锁，形成盲端（图 4-9），需造口者，可将患侧操作孔改行小切口（约 2cm），将患侧输卵管提至切口外，直视下如同开腹手术行输卵管造伞术。

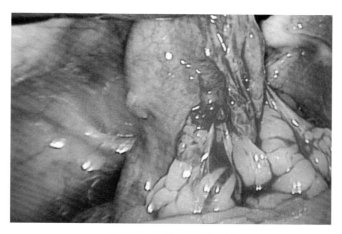

图 4-5 输卵管严重粘连

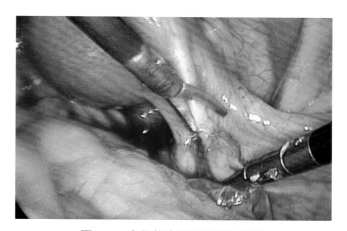

图 4-6 电凝钳电凝后用剪刀剪断

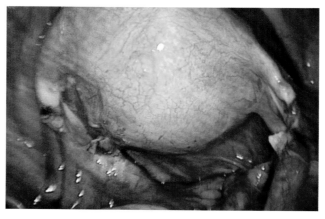

图 4-7 离断后双侧输卵管

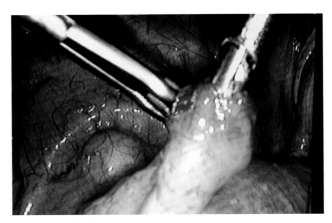

图 4-8　输卵管伞端狭窄

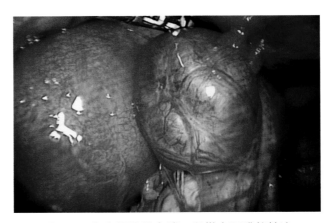

图 4-9　完全闭锁的伞端，卵巢表面膜状粘连

四、输卵管逆行通液术

我院对不孕症患者进行无气腹腹腔镜探查，术中因患者宫颈松弛或宫腔压力大，在通液过程中造成球囊滑脱时，会采用自伞端向输卵管内通液的方法，我们称之为"输卵管逆行通液法"。

部分患者因术中球囊滑脱，影响正常的输卵管通液检查结果，在没有宫腔镜介入治疗的情况下只能结束手术，而我们采用改良式无气腹腹腔镜下输卵管逆行通液术弥补了这个不足。因不必考虑气腹因素，可于下腹部做长约 2cm 的小切口，通过小切口，可以将输卵管提至腹腔外，从而完成逆行通液。

参阅多篇输卵管结扎术后行吻合术的文献报道，很多病例采用硬膜外导管作为支架，并同时自伞端行通液检查判断输卵管是否通畅，这也为我们行逆行通液提供了理论基础，说明逆行通液术是可行的。

（一）手术方法及步骤

在正常输卵管通液失败后，根据术中需要选择一侧腹壁做麦氏小切口（1.5～2.0cm），必要时可于另一侧腹壁进器械辅助，将患侧输卵管自切口提取至腹腔外（如果双侧梗阻，另一侧输卵管通过该切口提取也是可行的），自伞端轻轻置入硬膜外导管达梗阻部，由术者双手夹闭伞端开口，同时固定导管以免滑脱（图4-10）。助手于导管另一端接注射器，向管腔内推注生理盐水（也可以为美蓝溶液），由术者及助手共同感觉手下压力。如输卵管通畅，双方手下都会感觉压力很小，如果梗阻，则助手推注阻力大，术者同时感到手下管壁扩张，如压力忽然消失，则输卵管被疏通的可能性大。此时可以通过阴道观察宫颈口有无液体流出，如果双侧梗阻，两侧最好选用两种试剂（一侧用美蓝，一侧用生理盐水），这样有利于结果判断。术中判断输卵管通畅后经阴道于宫腔内重新留置通液管，继续向宫腔内推注稀释美蓝溶液，进一步疏通输卵管。腹腔镜下见伞端有美蓝溶液流出，证明手术成功，反之则手术失败。

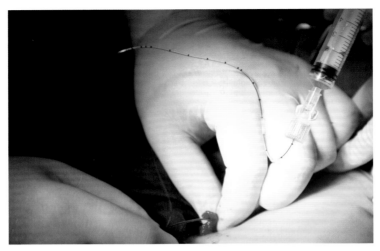

图 4-10　逆行通液

对于输卵管近端梗阻而远端条件良好的患者，在没有宫腔镜介入治疗的条件下，我院在腹腔镜及宫腔镜监视下用硬膜外导管行逆行插管介入治疗。具体手术操作步骤如下：在正常输卵管通液失败后，根据术中需要，选择一侧腹壁做麦氏小切口（1.5 ～ 2.0cm），必要时可于另一侧腹壁进器械辅助，将患侧输卵管自切口提取至腹腔外（如果双侧梗阻，另一侧输卵管通过该切口提取也是可行的），固定输卵管壶腹部，硬膜外穿刺针自壶腹部斜行向输卵管近端走行刺入管内（图 4-11），拔除针芯后置入硬膜外导管（图 4-12），退出硬膜外针（图 4-13），轻轻置入硬膜外导管达近端梗阻部位，此时因硬膜外导管硬度有限，无法穿透梗阻部位，故留取足够长度硬膜外导管后，于远端置入腰麻针增加硬度，缓慢推向宫角，此时在宫腔镜监视下于宫角部可见硬膜外导管，证明手术成功（图 4-14）。

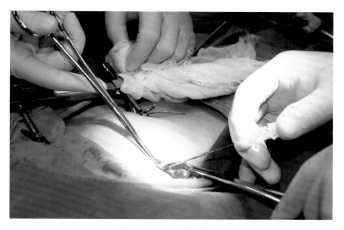

图 4-11 刺入管内

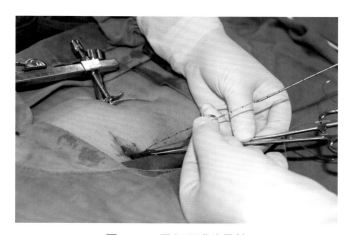

图 4-12 置入硬膜外导管

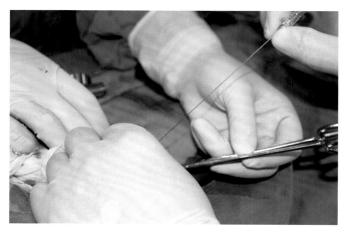

图 4-13 退出硬膜外针

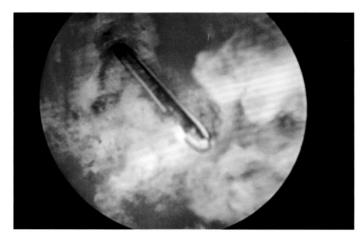

图 4-14　宫角部见硬膜外导管

（二）术中注意事项

1. 该操作需在无气腹腹腔镜手术中进行。

2. 置入硬膜外导管时，切忌动作粗暴，以免穿破输卵管壁。阻力大时不要强行介入。

3. 推注液体时要缓慢，忌压力过大，以免引起输卵管破裂。

4. 如果双侧输卵管梗阻，腹部切口最好选择在输卵管活动差的一侧，以利于手术操作。

（三）术后护理

1. 监测生命体征，行全麻者术前常规吸氧 2 小时。

2. 去枕平卧 4 ～ 6 小时后改自由体位，尽早下床活动预防盆腔粘连。

3. 术后 8 小时进流食。

4. 术后留置尿管 12 ～ 24 小时。

5. 预防性应用抗生素 2 ～ 3 天。

6. 无特殊情况，术后 2 ～ 3 天即可出院，禁房事 1 个月。

（四）术式探讨

目前，对输卵管近端梗阻的患者，临床以 X 线下介入治疗为首选，也可在宫腔镜下插管通液，伞端梗阻以腹腔镜为首选。由于壶腹部的特殊解剖特点及生理功能，此处的堵塞没有什么好的方法，对于输卵管壶腹部堵塞最适合的是直接做试管婴儿治疗。我们在行输卵管逆行通液时发现，逆行通液对输卵管远端包括伞端和壶腹部疏通效果更明显，且疗效肯定。通过临床观察，逆行通液对输卵管近端梗阻同样有效。因样本较少，不能与 X 线下介入及宫腔镜下插管的治疗效果相比较，但在没有 X 线下介入及宫腔镜下插管的情况下，逆行通液仍是可行的。

第五章
卵巢良性肿物手术及附件切除术

卵巢肿瘤均应手术治疗，近些年随着腹腔镜技术的不断发展，以及在妇科疾病诊治中的推广和应用，腹腔镜下同时完成卵巢良性肿瘤的诊断和治疗已成为妇科微创手术的重要组成部分，同时也是治疗卵巢良性肿瘤的最好方法。其手术方式和范围可根据肿瘤性质、肿瘤大小、有无并发症、患者年龄、生育要求等情况综合分析。具体手术方式包括：①卵巢囊肿剥除术（适用于年轻有生育要求患者，除外恶性）；②单侧输卵管卵巢切除术（适用于年龄＞45岁，无生育要求的妇女，或怀疑恶性但属于早期，且对侧卵巢外观无异常；卵巢囊肿蒂扭转出现坏死者）。

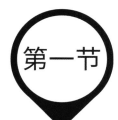

第一节　手术适应证与禁忌证

一、适应证

1. 单纯性卵巢囊肿和卵巢冠囊肿。

2. 卵巢巧克力囊肿。

3. 卵巢囊性成熟畸胎瘤。

4. 合并有症状、体征，如蒂扭转的附件良性肿块。

5. 其他良性的卵巢囊肿。

二、禁忌证

1. 绝对禁忌证

（1）严重内外科疾病不能耐受麻醉或腹腔镜手术者。

（2）盆腹腔粘连，不能顺利放置腹腔镜者。

2. 相对禁忌证：肿块直径 > 5cm，实性或以实性为主未排除恶性者。

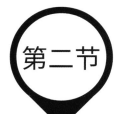

第二节　术前准备与术后护理

一、术前准备

1. 术前检查：行常规血、尿、心电图、胸片、盆腔彩超、肿瘤标志物（CA125、CA199、CEA、AFP、HCG 等）、激素六项等检查，必要时行盆腔 CT 或 MRI 检查，除外恶性。

2. 术前评估：结合患者病史、症状、体征和辅助检查结果，以及健康状况等进行全面评估，制定适宜的诊治方案，术中根据情况预约冰冻病理并做好开腹手术准备。

3. 肠道准备：①饮食：手术前 1 天开始无渣半流质饮食。②服用缓泻药：手术前 1 ～ 2 天开始服用缓泻药，如番泻叶 10 ～ 15g 代茶喝，或服用 25% 硫酸镁 30mL。③手术前 1 天下午服用蓖麻油 60mL，术前晚及手术当天早晨温肥皂水清洁灌肠。

4. 脐部消毒：术前要对脐部进行彻底的清洁和消毒。

5. 阴道准备：术前 2 天开始行常规阴道灌洗，每日 2 次。

6. 麻醉：根据具体情况选择麻醉方式，以硬膜外麻醉最常用。

二、术后处理

1. 监测生命体征，行全麻者术后常规吸氧 2 小时。

2. 去枕平卧 4 ～ 6 小时后改自由体位，尽早下床活动以预防盆腔粘连。

3. 如无肠管损伤，术后 8 小时进流食。

4. 术后留置尿管 12 ～ 24 小时。

5. I 类切口，无特殊情况不应用抗生素。

6. 无特殊情况，术后 3 ～ 4 天即可出院，禁房事 1 个月。

7. 子宫内膜异位症患者视具体情况术后辅助药物治疗。

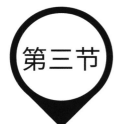

第三节 卵巢囊肿剥除术

卵巢囊肿剥除是指无气腹悬吊式腹腔镜下的卵巢囊肿手术，多数均可像开腹手术一样行腹腔外囊肿壁的剥离、缝合、止血或囊肿切除，操作方便，速度快。如卵巢与周围组织粘连严重，则需行腹腔内剥离，避免强行牵拉导致出血。

一、适应证

1. 40 岁以下需要保留卵巢者。

2. 一侧卵巢缺如的良性囊性畸胎瘤及单纯性卵巢囊肿的年轻患者。

3. 可逆性组织缺血的良性卵巢囊肿蒂扭转需保留卵巢者。

二、手术步骤

1. 放置举宫器，建立腹腔镜孔，悬吊腹壁，建立腹壁操作孔。根据患者的具体情况，取与病变同侧脐与髂前上棘连线中外 1/3 处，作一长约 1.5～2 cm 斜行切口，逐层入腹腔，若病变位于双侧附件区常取左侧切口作为手术操作通道。对于单侧卵巢囊肿较小、囊壁较薄、周围无粘连者，可只在患侧下腹壁建立一个操作孔（图 5-1）。

2. 镜下观察腹腔内情况，如有无腹水及粘连等，用卵圆钳钳夹卵巢固有韧带，暴露卵巢囊肿表面（图 5-2），必要时留取腹水进行细胞学检查。如囊肿表面有粘连，先行粘连分解（图 5-3），暴露囊肿，粘连较重无法暴露卵巢囊肿且易发生副损伤的情况下，中转开腹手术。

3. 如囊肿体积小，无明显粘连，估计可直接将肿物提至切口外者，可放下悬腹器，行体外囊肿剥除（图 5-4）；如囊肿较大，则选择血管少、囊壁薄弱部位用 9 号针管穿刺肿物，连接 20mL 注射器或者 1mL 注射器管及吸引器负压吸引抽出内部的液体（图 5-5、图 5-6），穿刺口用止血钳钳夹固定（图 5-7），防止囊内液流出，待肿物体积缩小后自切口提出体外，再行剥离，剥离面可在体外缝扎止血，减少单极或双极电凝引起的卵巢热损伤，将残留的正常卵巢组织缝合修复（图 5-8），放回腹腔后，再次悬吊腹壁检查修复后的卵巢有无出血（图 5-9）。

4. 如为卵巢成熟性畸胎瘤，内容物为毛发、骨骼及部分黏稠的脂肪组织，其内容物无法完全抽吸干净，可待吸取部分内容物后，钳夹穿刺部位的部分囊壁向腹壁切口外牵拉并提出（图5-10），放下悬腹器，切开穿刺部位，在腹腔外吸引、钳夹囊内容物至囊肿全部提到腹腔外，然后进行剥除、修复卵巢。

5.如为卵巢子宫内膜异位囊肿，体积较小而粘连较轻的囊肿（图5-11），可同前法进行腹腔外剥除。对于体积较大，粘连严重的巧克力囊肿，为防止分离粘连造成囊肿破裂，故先将囊内容物抽吸干净后再行囊皮剥离，剥离后因创面较大，要充分止血，尽量避免应用电凝止血，以防热损伤引起卵巢坏死，无法缝扎止血的创面用温度较高的湿纱布压迫止血或应用某些止血凝胶物。

6.剥除的囊肿包膜送病理检查（图5-12）。

7.用温盐水反复冲洗盆腹腔，可经漏斗自操作口向腹腔内注入生理盐水，冲洗后吸出，剩余少许液体可用纱布沾出。

8.检查无出血后关闭腹腔。

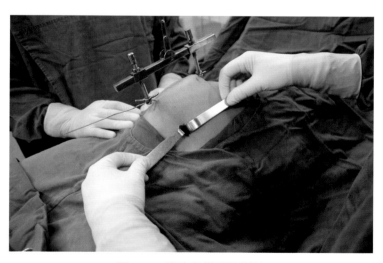

图 5-1　单孔卵巢囊肿剥除

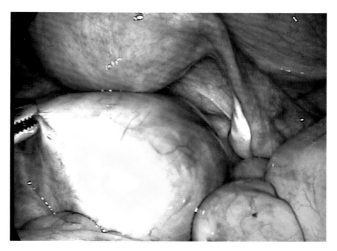

图 5-2 暴露卵巢囊肿

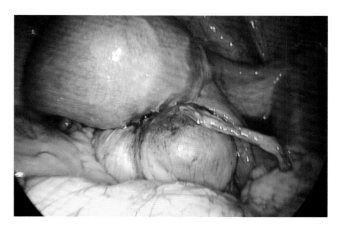

图 5-3 分解粘连

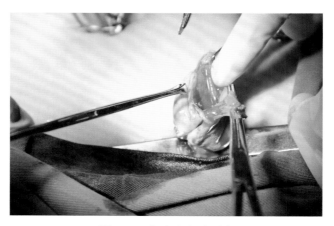

图 5-4 腹腔外囊肿剥离

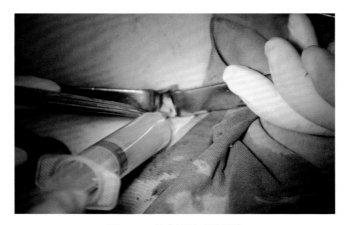

图 5-5　注射器抽吸囊液

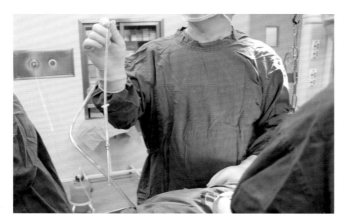

图 5-6　9 号针头、1 号注射器套及吸引器相互连接成穿刺吸引装置

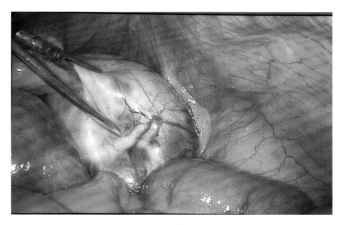

图 5-7　固定穿刺口

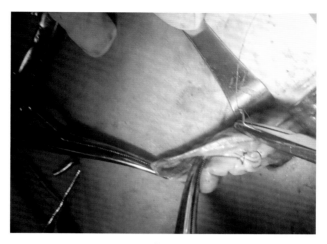

图 5-8　缝合卵巢组织

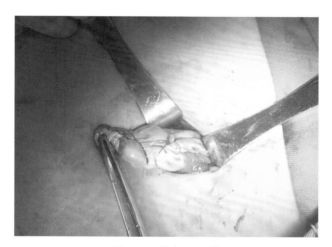

图 5-9　修复后卵巢

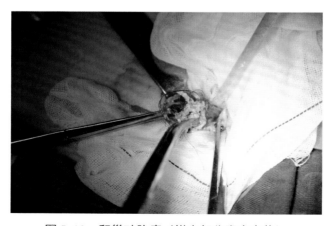

图 5-10　卵巢畸胎瘤（钳夹部分囊内容物）

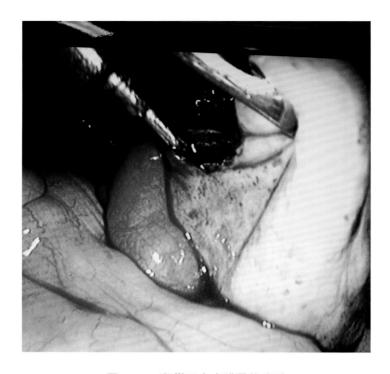

图 5-11 卵巢子宫内膜异位囊肿

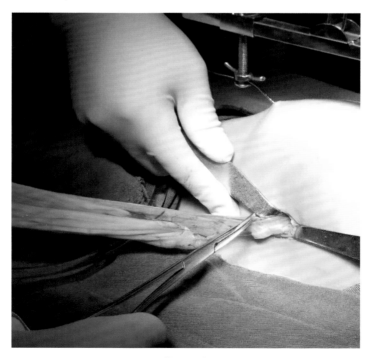

图 5-12 卵巢囊肿包膜完整剥除

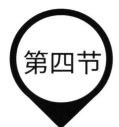

第四节　卵巢输卵管切除术

在卵巢良性肿物的手术中，卵巢输卵管切除术（附件切除术）尤为常见，因单纯切除卵巢保留输卵管无益而有害。

一、适应证

1. 卵巢肿瘤的附件切除指征同经腹手术。

2. 一侧卵巢存在巧克力囊肿、畸胎瘤，对侧卵巢正常，患者年龄＞40岁。

3. 附件炎性粘连或包块经常引起盆腔痛，保守治疗无效者。

4. 继发于前次手术粘连的腹痛，子宫切除手术后附件粘连引起的腹痛，特别是分离粘连后仍有腹痛的患者。

5. 一级亲属中有卵巢癌、35岁后切除卵巢者，卵巢癌发病风险为70∶1，应考虑切除附件。

6. 由于绝经期卵巢恶性肿瘤发病率增加，因此对绝经后卵巢持续存在的肿块，即使肿块小于6cm，也应该进行附件切除。

二、手术方法

1. 放置举宫器，建立腹腔镜孔，悬吊腹壁，建立腹壁操作孔（方法如前文所述）。

2. 观察盆腔情况：卵巢肿瘤大小、有无粘连及粘连程度。

3. 处理骨盆漏斗韧带：钳夹卵巢门拉伸骨盆漏斗韧带，靠近卵巢用Ligasure直接凝切骨盆漏斗韧带，注意避免损伤输尿管。

4. 输卵管及卵巢固有韧带处理：Ligasure直接切断卵巢系膜达卵巢固有韧带及输卵管根部并切断。

5.附件取出：卵巢囊肿较大者可将囊内液抽出，待体积变小后自操作口取出。

6.观察腹腔创面无出血，冲洗腹腔后关腹。另外，亦可将卵巢囊肿内容物抽出后，游离患侧附件，并将其自操作口取出体外，放下悬腹器，依次结扎切断骨盆漏斗韧带、输卵管根部、卵巢固有韧带，附件残端放回腹腔后，再次悬吊腹壁，观察残端有无出血，冲洗腹腔并关腹。

第六章
妊娠期合并卵巢囊肿手术

妊娠合并卵巢良性肿瘤较常见，且以成熟囊性畸胎瘤及浆液性囊腺瘤居多，占妊娠合并卵巢肿瘤的 90%，而妇科腔镜手术在妊娠期手术中的应用仍有所限制，因 CO_2 气腹的建立可能减少子宫血流量，导致胎儿缺血缺氧、酸中毒、气体栓塞等，对母婴的安全有一定影响。而无气腹腹腔镜手术因其避免了气腹手术时产生的上述风险，对于妊娠合并卵巢囊肿的患者更为适用。

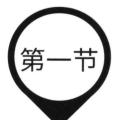 ## 第一节 手术适应证与禁忌证

一、适应证

1. 妊娠大于 12 周，卵巢囊肿持续存在。

2. 患者出现卵巢囊肿并发症。

3. 卵巢囊肿逐渐增大。

二、禁忌证

1. 妊娠大于 24 周。

2. 合并明显的内科疾病不能耐受手术。

3. 已知的严重盆腔粘连。

4. 高度怀疑恶性卵巢肿瘤。

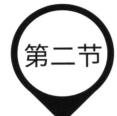 **第二节 术前准备**

1. 术前常规血、尿、心电图、肿瘤标志物检查，除外恶性的可能。

2. 超声检查评估妊娠周数，胎儿的存活力。

3. 术前禁食至少 8 ～ 12 小时，急症患者除外。

4. 无需肠道、阴道准备。

 **第三节 手术方法与步骤**

一、麻醉的选择

根据具体情况选择适当麻醉方式，以气管插管全麻为首选。

二、体位

麻醉后取仰卧位，头低 15°～ 30°，可向左倾斜 15°，保证子宫至胎盘的血流量，减少增大子宫对下腔静脉的压迫。

三、腹腔镜孔的选择

根据子宫的大小，在脐孔处或脐孔上方正中线上相应距离选择腹腔镜孔，一般位于宫底上 5cm，做长约 1.5cm 纵切口，开放式进腹，置入戳卡，进镜。如无明显粘连的情况下，可省略此操作孔，同非孕期卵巢囊肿行单孔腹腔镜操作。

四、操作孔的选择

悬吊腹壁方法同前文所述，腹壁悬吊后，置镜探查，根据卵巢囊肿的位置，在囊肿同侧下腹部无血管区做一长 1.5 ～ 2.0cm 切口，逐层顺利进腹，放置切口保护套。

五、镜下观察盆腹腔内情况

如无腹水及粘连等，用卵圆钳钳夹卵巢固有韧带，暴露卵巢囊肿表面（图 6-1），必要时留取腹水进行细胞学检查。如囊肿表面有粘连，先行粘连分解，暴露囊肿，轻度扭转行复位，严重扭转坏死则切除附件。

如囊肿较大，则选择血管少、囊壁薄弱部位用 9 号针管穿刺肿物，连接 20mL 注射器或吸引器负压吸引抽出内部的液体，穿刺口用止血钳钳夹固定，防止囊内液流出（图 6-2），待肿物体积缩小后自切口提出体外，

如为畸胎瘤，囊内含毛发、牙齿等固体物质，则用卵圆钳钳夹（图 6-3、图 6-4），再行剥离，将残留的正常卵巢组织用 3/0 可吸收线缝合修复（图 6-5），无出血，还纳患侧附件于盆腔，再次悬吊腹壁检查修复后的卵巢有无出血（图 6-6），清理盆腔。术毕，常规关闭腹壁切口。

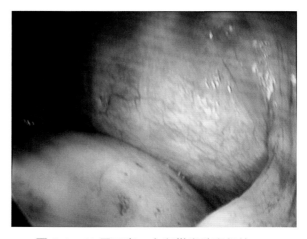

图 6-1　16 周子宫，右卵巢囊肿直径约 8cm

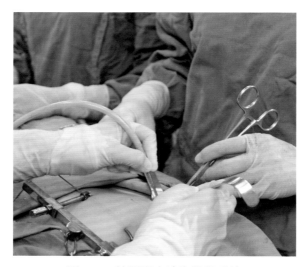

图 6-2　抽吸囊内液为类脂质液

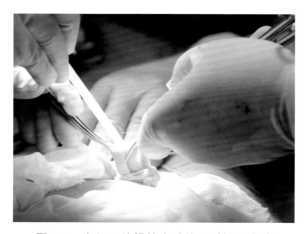

图 6-3　向切口外提拉囊肿的同时抽吸内液

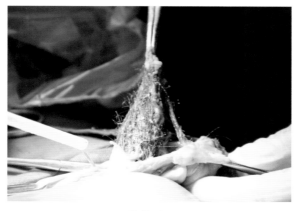

图 6-4　卵圆钳钳夹囊内毛发组织

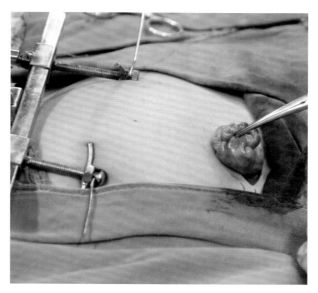

图 6-5 修复后卵巢组织

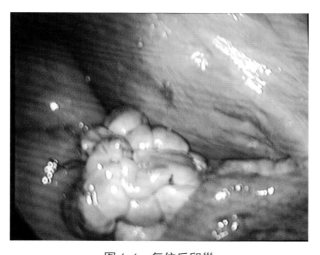

图 6-6 复位后卵巢

六、术中注意事项

1. 手术操作孔的建立尽量在可视下进行，避免盲穿。

2. 术中操作要轻柔，尽量减少对子宫的刺激，避免在子宫表面留下抓痕。

3. 术中不使用电刀，尽量减少电烙术。

七、术后护理

1. 术后麻醉清醒后可进流质饮食。

2. 不预防性应用抗生素，严密监测生命体征。

3. 术后监测胎心、胎动及宫缩情况，不常规应用保胎药物，如有宫缩出现则予以保胎治疗。

4. 如需要可予以镇痛药。

第七章
异位妊娠的腹腔镜手术

异位妊娠是指孕卵在子宫腔以外或子宫腔非正常部位着床发育的妊娠，其中输卵管妊娠是最常见的异位妊娠，约占所有异位妊娠的95%以上，在输卵管各部位妊娠中，又以壶腹部妊娠最为常见。

随着诊断技术及患者对疾病认识的提高，许多异位妊娠患者在未出现明显临床症状前就得到了早期诊断，为早期治疗创造了时机。而随着微创技术的发展和广泛应用，腹腔镜探查不仅是腹腔内异位妊娠诊断的金标准，而且腹腔镜手术也成为治疗异位妊娠的主要手术方式。由于输卵管在盆腔内呈半游离状态的特殊生理结构，使得行气腹腹腔镜下输卵管妊娠手术较为简便，但在应用无气腹腹腔镜技术时，操作更为简便，可于患侧下腹部做一长约2cm的小切口行单孔操作，并可将游离输卵管提出腹腔外，如开腹手术一样进行相关手术操作，同时也拓宽了手术适应证的范围，对于一些特殊部位的输卵管妊娠、腹腔内出血较多的输卵管妊娠同样可以在无气腹腹腔镜下手术。

第一节 输卵管妊娠的腹腔镜手术

输卵管妊娠的腹腔镜手术方式根据患者生育要求、妊娠部位、包块大小、输卵管破损程度、是否合并其他病变等不同而存在差异，常见的输卵管妊娠的腹腔镜手术方式包括输卵管切除术、输卵管部分切除术、输卵管切开取胚术等。

一、输卵管切除术

（一）适应证

输卵管妊娠时，患者不需要保留生育能力；患侧输卵管广泛严重损害或出血不止；患侧输卵管曾有手术和（或）妊娠史；患侧输卵管合并严重炎症、粘连或畸形；间质部妊娠破裂或妊娠囊较大等情况。

（二）手术步骤

1. 放置举宫器，建立腹腔镜孔，悬吊腹壁，建立腹壁操作孔等（方法同前文所述）。

2. 观察腹腔内有无粘连，明确妊娠部位。如有粘连，分离输卵管周围粘连，充分暴露患侧输卵管。

3. 如为输卵管峡部至远端部位妊娠，盆腔出血较少、包块较小、无明显盆腔粘连的情况下，可行单孔无气腹悬吊腹腔镜手术治疗，即只需在患侧下腹部建立长约 1 ～ 2cm 操作孔，于此操作孔同时置镜探查盆腔情况，确定妊娠部位（图 7-1），同时卵圆钳或无损伤钳钳夹患侧输卵管并向切口外提拉。同时，放下悬腹器，将患侧输卵管暴露于切口外（图 7-2），像开腹手术一样用止血钳钳夹输卵管及卵管系膜并切断，断端用 4 号丝线结扎止血，并加固结扎 1 次（图 7-3）。

　　在单孔手术中，因需多个器械在同一操作孔操作，为操作方便，我院用膀胱镜或宫腔镜代替腹腔镜（图7-4）。另外，因切口较小，影响普通卵圆钳张合，故用胸科双关节钳代替普通卵圆钳操作（图7-5），取得良好手术效果，切口更小、更美观（图7-6）。

　　4. 对于包块较大者，可将包块提拉至切口处，切开包块钳夹管内容物，缩小包块体积后，将输卵管提拉至切口后行相应处理。

　　5. 探查对侧输卵管情况，根据对侧输卵管功能状态及患者生育要求，进行相应手术治疗。如患者年龄较大，无再生育要求，恐惧再次输卵管妊娠者，可用单极电钩离断峡部。

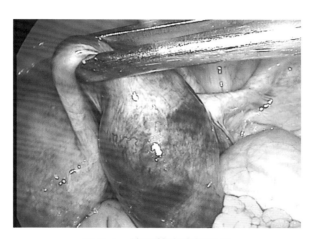

图 7-1　输卵管壶腹部妊娠

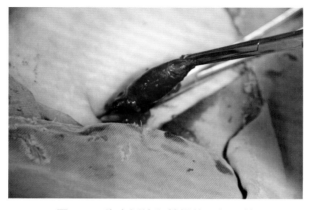

图 7-2　将患侧输卵管提拉至切口外

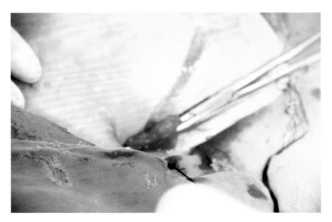

图 7-3　切断患侧输卵管

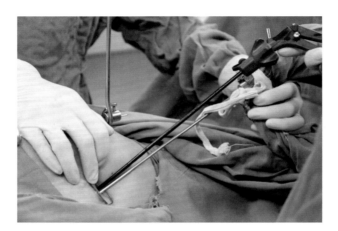

图 7-4　膀胱镜代替腹腔镜

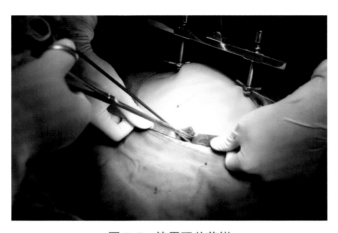

图 7-5　使用双关节钳

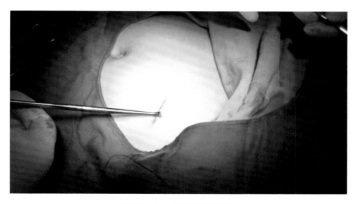

图 7-6　缝合后切口

二、输卵管妊娠的保守性手术

（一）适应证

早期输卵管妊娠未破裂或破裂口直径 ≤ 3cm，术后输卵管长 ≥ 5cm 及要求保留生育能力者；输卵管伞部或壶腹部妊娠流产型。

（二）禁忌证

对于以下情况不宜行输卵管保守性手术：①休克、大量出血需立即止血；②输卵管修复特别困难；③输卵管间质部及峡部妊娠；④粘连严重；⑤既往有手术、瘢痕性输卵管史；⑥手术中止血困难；⑦输卵管肿块 5cm 以上。

（三）手术方式

实行该类手术的患侧输卵管通常无明显病变及解剖学改变，故通常可完全游离患侧卵管，游离后即可配合举宫将患侧的输卵管经操作孔完全提出腹腔外，如同开腹手术进行相关手术操作。

1. 输卵管切开取胚及修补术：多适用于壶腹部妊娠且未破裂的异位妊娠者。用无损伤钳钳夹患侧输卵管，如输卵管游离，则将患侧输卵管自操作孔提出腹腔外操作（图 7-7），避免强行牵拉，以免损伤输卵管，在输卵管系膜对侧缘、妊娠包块最突出处，沿输卵管长轴纵行切开管壁（图 7-8），管壁切开后妊娠物可自行突出于切口，用抓钳或卵圆钳轻轻钳夹妊娠组织（图 7-9），切勿钳夹黏膜以免引起出血，清除妊娠物后，生理盐水冲洗管腔，6/0 可吸收线间断缝合管腔（图 7-10）。如输卵管内绒毛附着部位止血困难，则改为输卵管切除或部分切除术。

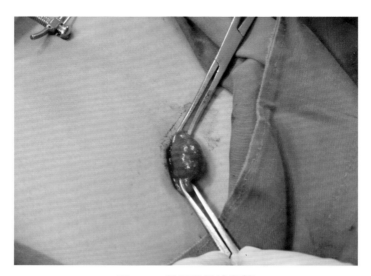

图 7-7　暴露孕段输卵管

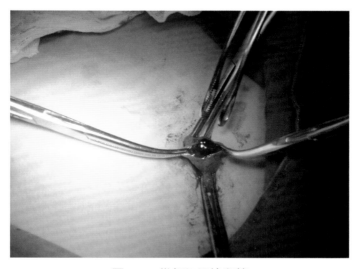

图 7-8　纵行切开输卵管

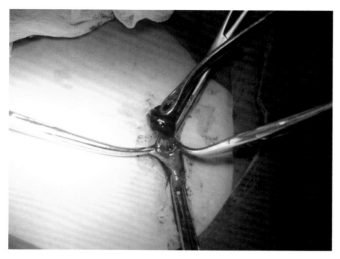

图 7-9 钳夹妊娠组织

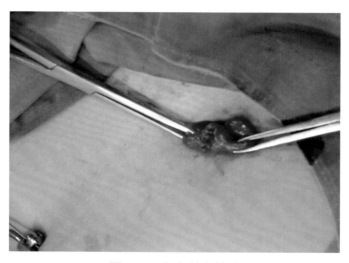

图 7-10 间断缝合管腔

2. 输卵管部分切除及端－端吻合术：适用于峡部或壶腹部近端妊娠并要求保留生育能力的患者，要求剩余输卵管总长度超过 5cm。将患侧输卵管轻轻提拉至腹腔外，行腹腔外操作，暴露妊娠部位（输卵管），如术中不行端－端吻术，则可行孕段输卵管切除术，4 号丝线结扎断端，并加固结扎 1 次。如术中输卵管无明显水肿，可行端－端吻合术，切除孕段输卵管，系膜部分可用电凝止血，自输卵管伞端置入硬膜外导管做支架（图 7-11），两侧残端用 6/0 可吸收线间断缝合肌层 3～4 针，再间断缝合浆膜层 3～4 针（图 7-12）。

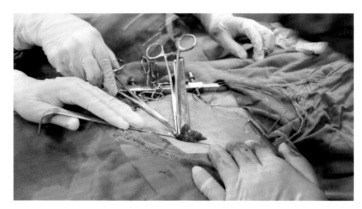

图 7-11　置入硬膜外导管做支架

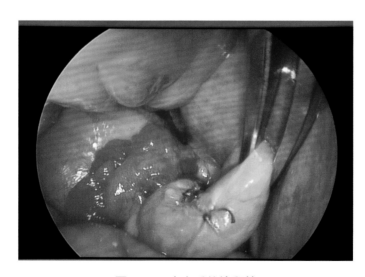

图 7-12　吻合后的输卵管

3. 挤压术：适用于输卵管伞部妊娠及壶腹部远端妊娠流产型，可用无损伤钳将患侧输卵管提拉腹腔外，自输卵管近端开始用手轻轻将妊娠物挤压排出管腔，并进行压迫止血，注意观察伞端有无活动性出血，如止血困难则行输卵管切除术。

三、输卵管间质部及宫角部妊娠手术

输卵管间质部及宫角部妊娠（图 7-13）较少见，胚胎着床部位血供丰富，通常手术时出血较多。术中注意减少出血及保护子宫肌壁。术前可于妊娠部位周围注射稀释的去甲肾上腺素或垂体后叶素，以减少出血。用单极电钩在妊娠部的表面切开一小口，注意切口不宜过大，以免止血困难，用长弯钳或卵圆钳将妊娠囊取出，创面用生理盐水冲洗或无菌纱布反复擦拭避免绒毛组织残留，创面用 1/0 可吸收线 "8" 字缝扎或间断缝扎止血。

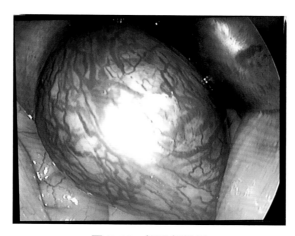

图 7-13 间质部妊娠

四、术中注意事项

1. 在将输卵管提拉至腹腔外过程中，动作应轻柔，切勿强行牵拉，避免造成输卵管撕脱等人为损伤。

2. 保留输卵管手术时，如为输卵管切开取胚及修补术，为避免术中出血增多及减少对输卵管的损伤，切口不宜过长，以顺利将管腔内绒毛及凝血块清除为宜。在清除管腔内绒毛组织及凝血块时，用抓钳轻轻牵拉取出，不可钳夹输卵管黏膜，以免造成出血，亦可采用水压分离法取出。用大量生理盐水反复冲洗管腔，避免组织残留造成持续性宫外孕。创面出血可采用 6/0 可吸收线缝扎止血，尽量避免电凝止血以免造成输卵管损伤。

五、术后处置

术后严密监测患者生命体征变化。为防止持续性宫外孕的发生，术后严密监测患者血或尿 HCG，直至正常为止，必要时予以辅助药物治疗。

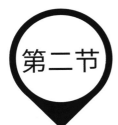

第二节 剖宫产瘢痕部位妊娠的腹腔镜手术

剖宫产瘢痕部位妊娠（cesarean scars pregnancy，CSP）是一种特殊部位的妊娠，指有剖宫产史孕妇，胚胎着床于子宫下段剖宫产切口瘢痕处。临床诊断主要依靠经阴道 B 超检查。由于瘢痕处组织薄弱、缺乏收缩能力等原因，会发生子宫大出血及子宫破裂等并发症，故一旦确诊必须立即住院治疗，治疗方案依据个体化原则。对于外生型（Ⅱ型）（图 7-14）、孕周较小（7 ~ 11 周）；病灶相对较大、病灶表面肌层薄、有穿透浆膜层风险未破裂者可行腹腔镜下病灶切除及子宫修补术，该术式具有出血少、住院时间短、恢复快等优点，同时可减少再发风险、保留患者生育能力。

一、手术方法及步骤

1. 建立腹腔镜孔，悬吊腹壁，建立腹壁操作孔等（方法同前文所述）。

2. 观察腹腔内有无粘连，明确妊娠部位。

3. 打开膀胱腹膜反折后，下推膀胱（图 7-15）。

4. 单极电钩沿子宫切口瘢痕切开（图 7-16），切开后妊娠囊可自切口处凸出（图 7-17），卵圆钳钳夹妊娠组织并取出腹腔外（图 7-18），子宫切口用 1/0 可吸收线间断缝合止血（图 7-19）。

5. 关腹。

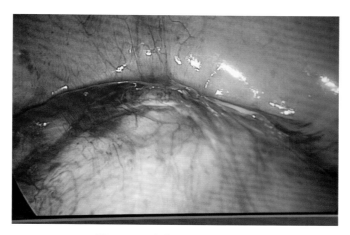

图 7-14　外生型（Ⅱ型）CSP

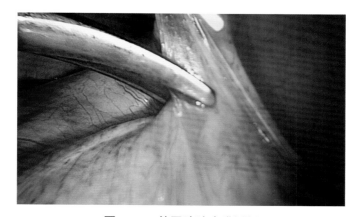

图 7-15　剪开膀胱腹膜返折

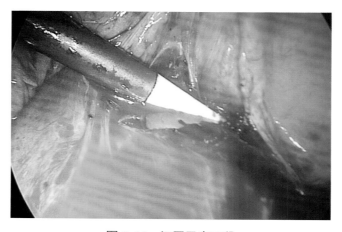

图 7-16　切开子宫下段

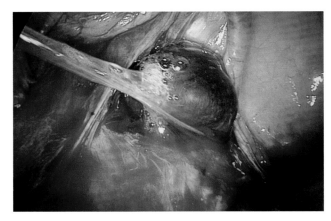

图 7-17　妊娠囊突出

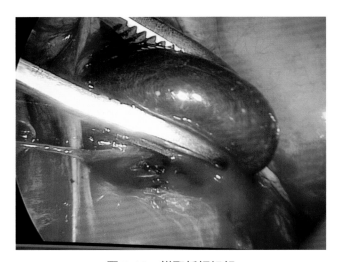

图 7-18　钳取妊娠组织

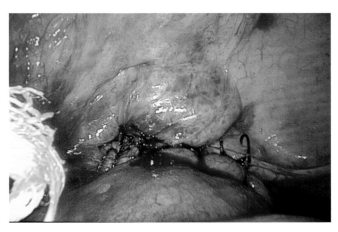

图 7-19　间断缝合子宫切口

二、术中注意事项

1. 术中为减少出血，可先阻断子宫动脉或子宫动脉栓塞后手术，或术中子宫肌层下多点注射垂体后叶素，其可明显减少术中出血的风险。

2. 术中仔细辨别膀胱与子宫位置关系，避免损伤膀胱。

3. 如粘连较重、术中出血多、止血困难，必要时中转开腹手术。

第八章
改良式无气腹腹腔镜子宫手术

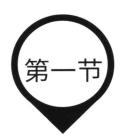

第一节　改良式无气腹腹腔镜子宫肌瘤剔除术

一、子宫肌瘤概述

子宫肌瘤（myoma of uterus）是女性生殖器官中最常见的一种良性肌瘤，多发生于育龄妇女。肌瘤主要由增生的平滑肌细胞和少量纤维组织组成，故又称平滑肌瘤（leiomyoma）。其确切病因不明，可能与体内长期雌激素刺激有关。肌瘤一般呈球形，表面光滑，其周围的肌组织受压形成假包膜。如肌瘤受压，血运减少，可发生各种继发变性，如透明变性、液化或囊性变、脂肪变性、红色变性等。子宫肌瘤的肉瘤样变性很少见，且多发生于40～50岁妇女。子宫肌瘤可为单发，但多数为多发生长。

根据子宫肌瘤的生长部位可分为子宫体肌瘤、阔韧带肌瘤和子宫颈肌瘤。阔韧带肌瘤是浆膜下肌瘤的一种特殊类型，即肌瘤从子宫侧壁长出，突向阔韧带内，形成所谓假性阔韧带肌瘤。真性阔韧带肌瘤实质上并非原发于子宫的肌瘤，而是来源于阔韧带、卵巢固有韧带及子宫周围血管的平滑肌组织，较为少见。子宫颈肌瘤是子宫肌瘤的另一种类型，肌瘤生长于子宫颈。

子宫肌瘤的治疗需根据患者年龄、生育要求、症状及肌瘤大小选择适当的处理方式。肌瘤不大、子宫大小在10孕周以内、临床月经量不多的无症状者，可定期观察。若单发子宫肌瘤大于5cm，或多发肌瘤子宫大于10孕周大小，或阴道异常出血多而久治不愈，或增多的子宫肌瘤压迫邻近器官出现症状，或肌瘤生长速度快、发生变性，或肌瘤发生蒂扭转、合并感染等，需行手术治疗。手术治疗包括子宫肌瘤剔除术和子宫切除术，二者皆可行腹部手术或腹腔镜下施术。此外,也可行子宫动脉栓塞治疗子宫肌瘤。如为黏膜下肌瘤，可在宫腔镜下将肌瘤切除。

若患者年龄在35岁以内，或患者要求保留生育能力，或子宫肌瘤合并不孕不育者，应尽可能行保留子宫的手术，如腹腔镜下子宫肌瘤剔除手术。若患者已近绝经年龄，子宫肌瘤大于5cm，或多发性子宫肌瘤子宫大于10孕周大小，或肌瘤生长较快、发生变性，或阴道异常出血、久治不愈，可考虑全子宫或次全子宫切除。

二、无气腹腹腔镜子宫肌瘤剔除术

无气腹腹腔镜子宫肌瘤剔除术是在无气腹腹腔镜下剔除子宫肌瘤，保留子宫和患者生育功能的手术，无气腹腹腔镜下子宫肌瘤剔除术镜下操作具备开腹手术基本操作技术即可完成,同开腹手术比较,缝合技术更多样化,可镜下操作，也可经操作孔直视下操作，缝合技巧可同开腹手术，打结可直接打结，也可应用推结器或镜下打结，熟练掌握操作技术，并根据手术医师的操作技能选择适合的患者进行手术，达到最佳的手术效果。此外，无气腹腹腔镜手术应用简易举宫器举宫，配合手的触摸感觉，术时不易遗漏小的、未引起子宫表面形态改变的壁间子宫肌瘤，同时术前盆腔超声检查和磁共振检查可协助手术医师精准判断肌瘤的确切数目及位置。

（一）适应证与禁忌证

1. 适应证

（1）出血、经量过多、经期延长导致贫血者。

（2）严重下腹部疼痛、性交痛或慢性下腹部疼痛的患者，以及带蒂肌瘤扭转引起腹痛者。

（3）肌瘤体积过大而出现膀胱及直肠等压迫症状者。

（4）肌瘤生长较快，怀疑有肌瘤良性变性的患者。

（5）有生育要求，怀疑肌瘤影响妊娠患者。

（6）其他不论年龄及肌瘤大小，要求保留子宫患者。

2. 禁忌证

（1）不具备腹腔镜子宫肌瘤剔除术适应证者。

（2）患者及家属坚决要求切除子宫者。

（3）患者并发严重内科疾病，不能耐受腹腔镜子宫肌瘤剔除术者。

（二）术前准备与麻醉

1. 术前准备

（1）完善病史采集及常规检查。

（2）腹部皮肤及脐孔准备，肠道准备。

（3）腹腔镜器械准备，包括配套的腹腔镜设备、良好的缝合和止血器械。

（4）术前需同患者及家属充分沟通，包括保守手术有肌瘤未切净或术后复发的可能。若肌瘤较大或解剖位置相对异常，如阔韧带肌瘤，肌瘤数量较多，有术中、术后输血的可能。有术中、术后病理诊断为恶性改术式及二次手术的可能，充分尊重患者的手术意愿。

2. 手术麻醉选择

一般情况下均选择腰-硬联合阻滞麻醉方式，以下情况除外：

（1）穿刺部位腰椎有严重骨折史及老年腰椎间隙严重狭窄者。

（2）患有中枢性神经疾病者。

（3）凝血功能障碍者。

（4）患者全身情况较差者，如严重的糖尿病患者等。

（5）坚持要求全身麻醉者。

（三）手术方法

1. 子宫血管收缩剂的应用：无气腹腹腔镜子宫肌瘤剔除手术中合理使用血管收缩剂可以减少术中及术后出血。行无气腹腹腔镜子宫肌瘤剔除术时可在子宫局部注射缩血管药物，减少子宫创面出血。将垂体后叶加压素（vasopressin，6～12U）或缩宫素（oxytocin，OXT，10～20U）用20mL生理盐水稀释，用穿刺针和注射器，在设定的子宫切口处注入子宫肌层，可引起子宫平滑肌和血管明显收缩，减少子宫切口出血。也可不注射子宫收缩剂，临床观察术中未应用子宫收缩剂的患者，术中缝合后压迫止血效果更佳。

2. 子宫表面切口的选择：无气腹腹腔镜子宫肌瘤剔除术中，良好的手术技术是非常重要的，其中如何选择子宫表面切口更为关键。理想的切口同开腹手术一样，为前壁纵向切口，但是在腹腔镜手术中，由于不同手术医师习惯及腹壁穿刺口选择的不同，子宫表面切口的选择也不尽相同，一般遵循以下原则：

（1）如为单发肌瘤，应在肌瘤最突出表面切开，切口应与肌瘤长径平行，根据实际情况采用纵行或横行切口，长度应略小于或等于肌瘤的直径。无蒂浆膜下或壁间外突较大的肌瘤也可采用梭形或环形切口，这样在剔除肌瘤的同时切除了多余的子宫肌层组织，但是也应保留足够的组织以满足创面缝合需要。

（2）切口应尽量靠近子宫中线，以避开子宫及两侧阔韧带血管丰富区。若肌瘤靠近子宫角，切口应与宫角保持 1cm 以上的距离，以免缝合阻塞输卵管口。

（3）如为多发肌瘤，应尽可能减少切口数目，并尽可能减少周围肌肉组织的损伤，即尽量经同一切口剔除相邻的肌瘤，用最少的切口剔除肌瘤。

（4）子宫切口通常应用单极电钩或开腹手术刀切开子宫浆膜层、肌层及假包膜，深达瘤体。由于子宫肌层收缩和假包膜退缩，白色坚硬的肌瘤组织便自动暴露并被子宫肌层挤出，利于肌瘤的核除。

（5）如为阔韧带肌瘤，需判断肌瘤向阔韧带前叶突出明显还是向后方突出显著。向阔韧带前叶突出的肌瘤应尽量选择在圆韧带下方打开阔韧带前叶腹膜。如果肌瘤向后方突出明显，则要避开子宫血管和输尿管，远离输尿管打开阔韧带后叶腹膜，剔除肌瘤，以免发生损伤。

（6）如为子宫下段或颈体交界处肌瘤，可先剪开子宫膀胱反折腹膜或子宫直肠反折腹膜，推开膀胱和直肠，再行肌瘤剔除，以免损伤膀胱和直肠。

3. 剥除肌瘤：切开子宫暴露肌瘤后，子宫肌层的回缩和假包膜的退缩作用使肌瘤自子宫肌壁内挤出。用有齿抓钳钳夹肌瘤并旋转牵拉，同时应用另一弯钳贴近肌瘤组织电切或钝性分离假包膜，使肌瘤以较少的出血自假包膜和连接肌瘤与子宫肌层的结缔组织处剥离，完整剥除肌瘤。若肌瘤较大，剥除困难时，需选择暴露清楚的部位，逐步分离。分离至肌瘤基底部时，以肌瘤旋切器粉碎子宫肌瘤，自腹腔穿刺口取出肌瘤，也可用开腹手术刀似削苹果皮的方式自腹腔穿刺口取出肌瘤，注意旋转肌瘤时勿将其基底部撕脱，损伤子宫内膜。

（四）手术步骤

1. 麻醉成功后，取头低足高仰卧位，如患者有性交史，常规放置举宫器，留置尿管。

2. 建立腹腔镜孔，悬吊腹壁，在腹腔镜监视下建立操作孔（通常于左下腹麦氏点处做一约 2cm 的腹壁小切口），探查盆腹腔。

3. 注射子宫收缩剂：确定肌瘤部位后，暴露肌瘤结节，9 号穿刺针于子宫浆肌层注入垂体后叶素稀释液（或不注射）（图 8-1）。

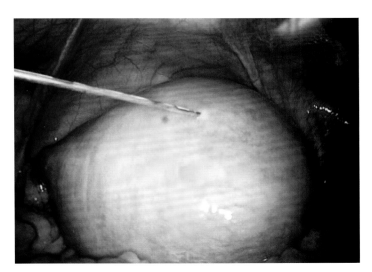

图 8-1　于肌瘤表面浆肌层注入垂体后叶素

4. 切口选择：若为肌壁间肌瘤可用单极电钩或手术刀横行或梭行切开子宫肌瘤达瘤体（图 8-2、图 8-3）；若为浆膜下子宫肌瘤，肌瘤蒂纤细，可直接电凝瘤蒂，也可用 1/0 聚酯线套扎肌瘤蒂部，拉紧缝线后，切除瘤体；多发性子宫肌瘤应尽量减少子宫切口，尤其是有生育要求患者，自较大切口尽可能剥离其他子宫肌瘤。

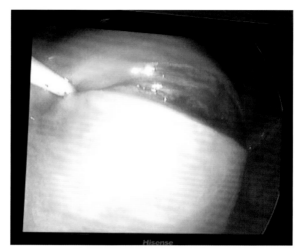

图 8-2　单极电钩于肌瘤表面行横形切口

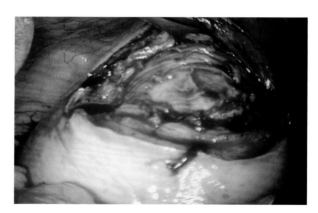

图 8-3　梭形切口

5. 剥除肌瘤：对于较小的肌壁间肌瘤结节，可用手指探查，确定肌瘤位置后，切开表面浆肌层，以长血管钳剔除即可（图 8-4）；对于浆膜下的小肌瘤结，也可单极电钩直接消融子宫肌瘤结节（图 8-5）；较大子宫肌瘤以单爪或双爪钳、长血管钳、卵圆钳、长剪刀钝锐性剥离子宫肌瘤，完整剔除肌瘤结节（图 8-6 至图 8-8）。

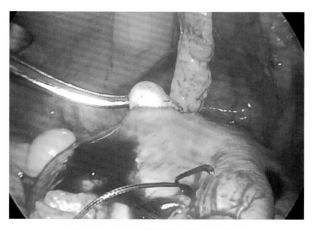

图 8-4　弯血管钳取壁间小肌瘤

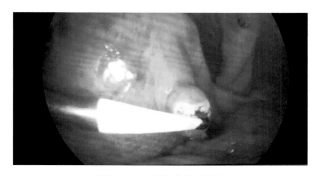

图 8-5　单极电钩消融

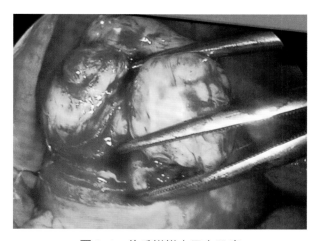

图 8-6　单爪钳钳夹子宫肌瘤

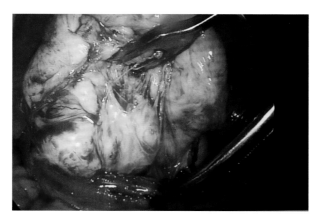

图 8-7 双爪钳钳夹分离子宫肌瘤

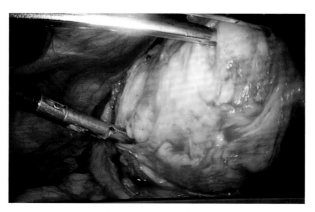

图 8-8 单爪钳、腹腔镜分离钳分离子宫肌瘤

6. 创面缝合：剥除肌瘤后的子宫创面，应用长持针器直接缝合即可，缝合方式可选择间断缝合，亦可连续缝合（图 8-9）。缝合后可应用长持针器配合举宫打结（图 8-10），也可用手指配合举宫直接打结（图 8-11），还可用推结器直接打结，从而使操作更便捷（图 8-12）。

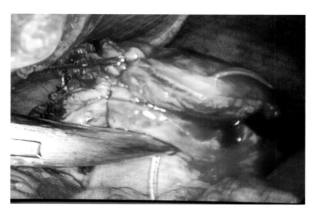

图 8-9　长持针器全层间断缝合子宫浆肌层

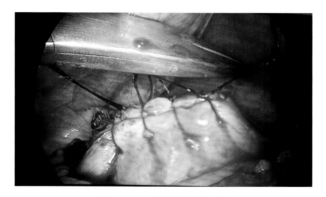

图 8-10　长持针器打结

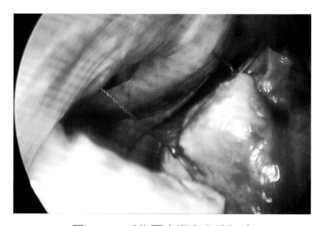

图 8-11　手指配合举宫直接打结

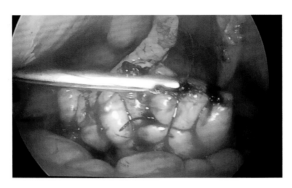

图 8-12　推结器打结

7. 标本取出：剥除的肌瘤结节可用肌瘤旋切器碎解后取出（图 8-13 至图 8-15），或开腹手术刀似削苹果皮样碎解肌瘤，条状取出（图 8-16），或以开腹手术刀分次碎解取出。

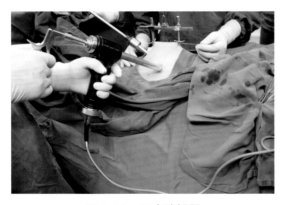

图 8-13　肌瘤碎解器

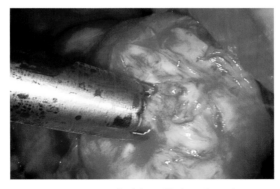

图 8-14　肌瘤碎解器钳夹子宫肌瘤

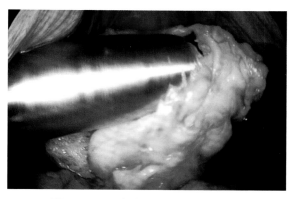

图 8-15 肌瘤碎解器碎解子宫肌瘤

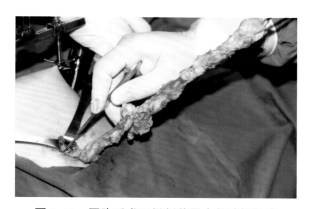

图 8-16 开腹手术刀似削苹果皮状碎解肌瘤

8.冲洗盆腹腔：普通吸引器清除腹腔冲洗液（图 8-17），也可以纱布条清理腹腔冲洗液（图 8-18），尽量使缝合后的子宫创面浆膜化，必要时涂布防粘连胶（图 8-19）。

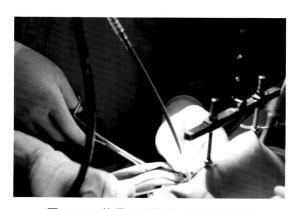

图 8-17 普通吸引器清理腹腔冲洗液

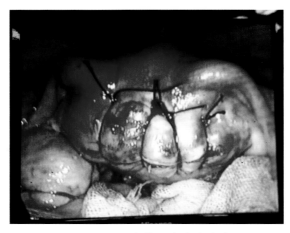

图 8-18　纱布蘸取腹腔冲洗液

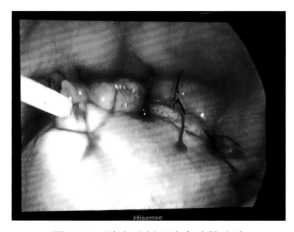

图 8-19　缝合后创面涂布防粘连胶

9. 常规关闭腹壁穿刺口。

（五）子宫阔韧带肌瘤的处理

若探查为子宫阔韧带肌瘤（图 8-20），则要避开子宫血管和输尿管，在远离输尿管的位置打开阔韧带腹膜，达肌瘤表面（图 8-21）。用双爪钳或卵圆钳钳夹肌瘤，长弯血管钳或手指钝性剥离肌瘤假包膜（图 8-22），尽量避免锐性分离，以免损伤输尿管，完整剔除肌瘤结节（图 8-23）。阔韧带内创面在无明显活动出血的情况下，可采取明胶海绵填塞压迫止血方法（图 8-24），以避免缝扎输尿管，可吸收线间断缝合阔韧带前叶腹膜及子宫创面浆肌层，关闭创口，使切口腹膜化。碎解子宫肌瘤自左下腹腔穿刺口取出。

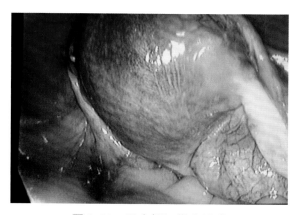

图 8-20 子宫阔韧带内肌瘤

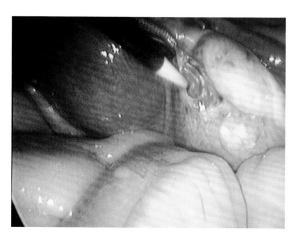

图 8-21 卵圆钳钳夹阔韧带后叶，单极电钩切开

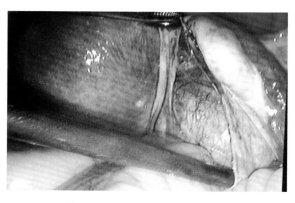

图 8-22 钝性分离阔韧带肌瘤

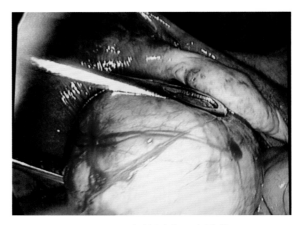

图 8-23　完整剔除肌瘤结节

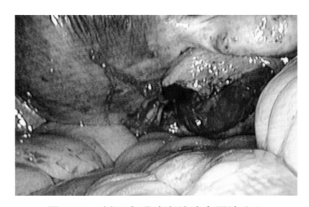

图 8-24　创面内明胶海绵填塞压迫止血

（六）术后处理

1. 留置导尿管 24 小时。

2. 抗生素需根据术中及术后患者的具体情况选择。

3. 去枕平卧位 2 小时后即可恢复自由体位。

4. 术后 6 小时即可进食半流质食物。

5. 术后应用收缩子宫药物，如米索前列醇片 200μg，纳肛，每 8 小时 1 次，应用 24 小时，或缩宫素 10U，肌注，2 次／日，应用 48 小时。

6. 术后 6 小时即可下床适当活动，渐恢复普通饮食。

（七）手术点评

1. 随着腹腔镜技术日臻成熟和操作水平提高，尤其是无气腹腹腔镜技术的推广及完善，不论肌瘤大小均可选择腹腔镜手术治疗，且无气腹腹腔镜手术可直接用手触摸，术时不易遗漏小的、没有引起子宫形态改变的壁间肌瘤。在明确子宫肌瘤部位、大小，进行子宫肌瘤剔除术前，可在肌瘤假包膜层打"水垫"（生理盐水 20 ～ 40mL＋垂体后叶素 6U 或缩宫素 10U）。肌瘤剔除后要尽快缝合瘤腔，缝合方法与开腹手术相同，要注意解剖学层次的对位对合，缝合穿破子宫浆膜层的瘤腔时要先缝合黏膜下肌层，尽量减少医源性子宫内膜异位症的风险，若肌瘤体积大、瘤腔深，缝合时要特别注意按层次闭合瘤腔，以免形成血肿致子宫切口愈合不良。

2. 浆膜下子宫肌瘤与子宫肌壁仅有一蒂相连，据肌瘤体积大小及其与子宫接触面的范围，分为宽蒂和窄蒂。通常情况下超过 5cm 称为宽蒂浆膜下子宫肌瘤，5cm 以下称为窄蒂浆膜下子宫肌瘤。浆膜下子宫肌瘤的营养主要由瘤蒂部血管供应，剔除浆膜下子宫肌瘤的关键步骤是阻断瘤蒂部血供，因此窄蒂浆膜下肌瘤可直接应用 Ligasure 夹闭血管止血，也可用 1/0 聚酯线套扎肌瘤蒂部，套扎牢固后，在套扎线上方剔出瘤体，切记套扎线上方瘤蒂不可留的太短，以免线圈滑脱或子宫收缩后线结松动而致术后出血。宽蒂浆膜下肌瘤瘤蒂部常有较粗大血管，可应用血管钳夹闭血管，切除瘤体后再用 1/0 聚酯线缝扎瘤蒂部止血，避免术后粗大血管出血。

3. 肌瘤剔除术缝合技巧。子宫肌瘤剔除术后创面缝合是一种综合性技巧，它融合了各种缝合方式和各种打结方法，剔除肌瘤时如果穿透黏膜层，必须分层缝合，先缝合子宫内膜基底层，即黏膜下浅肌层褥式缝合闭合宫腔，再缝合浆肌层，尽量避免医源性子宫内膜异位症。多个肌瘤尽量于同一切口切除其他肌瘤结节，尽量减少子宫浆膜损伤，以利于子宫切口愈合。

多发性子宫肌瘤剔除后要放于子宫直肠窝内，不可放在上腹部，避免肌瘤遗失在腹腔中。子宫肌瘤剔除后再次妊娠的时间，需根据肌瘤数目、大小、深度、剔除时是否穿破黏膜层而定。如果肌瘤较小，位于浆膜下，则术后不必避孕太长时间，一般 3 个月以后即可妊娠；如果肌瘤较大，或者剔除肌瘤时穿破宫腔，则术后需要间隔较长时间，一般 1 ~ 2 年再妊娠较理想。

4. 阔韧带肌瘤是子宫浆膜下肌瘤的特殊类型，从解剖学上来说，阔韧带内肌瘤距输尿管位置较近，体积过大的阔韧带肌瘤可能压迫输尿管引起肾盂积水，甚至肾衰竭。根据肌瘤大小和外突的方向确定切口位置与长短，肌瘤向前方突出，则选择阔韧带前叶、阔韧带前下方入口；如果肌瘤向后方突出，则应切开阔韧带后叶腹膜，剔除肌瘤。手术时一定要明确输尿管的位置及走行，必要时解剖出输尿管，避免损伤输尿管。

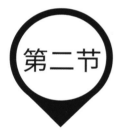

改良式无气腹腹腔镜子宫腺肌瘤切除术

一、子宫腺肌病概述

子宫腺肌病是指异位子宫内膜腺体和间质侵入子宫肌层的良性病变。子宫腺肌病根据病灶分布可分为弥漫型和局限型。弥漫型子宫腺肌病可相对局限，且多累及后壁。局限型子宫腺肌病病灶在子宫肌层内形成局限性结节或团块，与子宫平滑肌瘤相似，故称为子宫腺肌瘤，但腺肌瘤无明显包膜，与肌层无明显分界。

弥漫型子宫腺肌病的子宫常均匀性增大，一般不超过孕 3 个月大小，肌层切面可见肌肉组织和纤维组织交织成粗糙的横梁状结构，伴有内膜形成的小岛，通常呈棕黑色伴出血。局限型腺肌病病灶相对局限，当局部增多形成子宫腺肌瘤时，易与子宫肌瘤混淆。子宫腺肌瘤无包膜，而子宫肌瘤有假包膜。子宫腺肌瘤主要位于子宫壁内，有时突向宫腔形成黏膜下子宫腺肌瘤。有时子宫腺肌病的内膜小岛位于子宫内膜下方，宫腔镜检查时可见内膜下子宫内膜异位囊肿。有时内膜异位小岛到达子宫浆膜层，腹腔镜下可见到子宫浆膜下蓝紫色囊肿。子宫腺肌病常见的临床表现为继发性痛经，进行性加剧。痛经严重时可以是剧烈的、痉挛性的或刀割样的疼痛，有时伴有呕吐、手足冰凉等。痛经的严重程度与子宫大小无直接关系，而与异位内膜侵入肌层的深度及范围有明显关系。发生痛经的原因主要为异位内膜组织在月经前及月经期充血肿胀，使其周围肌肉的张力增加，结果产生肌肉疼痛性收缩。此外，子宫腺肌病的症状还包括月经过多或经期延长。月经过多可能与子宫平滑肌收缩不良、子宫增大、内膜表面面积增加有关。妇科检查发现子宫均匀性增大，呈球形，质硬。腺肌瘤的子宫可形态不规则或局部增大，易误诊为子宫肌瘤。有时近月经期触诊增大的子宫可有压痛。

　　子宫腺肌病的诊断主要依据继发进行性痛经和月经过多的临床表现，以及子宫均匀增大、质硬和压痛的妇检结果。经阴道超声检查可发现子宫肌层内有多发散在的小囊样低回声反射，含分布均匀的点状或线状短棒形强回声，对子宫腺肌病的诊断具有重要意义。子宫腺肌瘤超声检查图像与子宫肌瘤不易鉴别，必要时可行磁共振（MRI）检查，诊断准确率高，但价格昂贵。

　　子宫腺肌病的治疗包括药物治疗和手术治疗。子宫腺肌病的痛经与月经关系密切，且在绝经后症状消失，可见本病是性激素依赖性疾病。因此可应用降低雌激素水平的药物，如达那唑、促性腺激素释放激素激动剂（GnRH-a）、甲睾酮或睾酮等，可使患者短暂停经、子宫体积缩小、疼痛症状消失，但是痛经和月经过多症状常在药物作用结束后复发。对于要求保守治疗的患者，长期间断应用此类药物可有效缓解疼痛。

经药物治疗效果不满意者可考虑手术治疗。对于已育妇女，经药物治疗后痛经仍很严重者可行子宫切除术。围绝经期妇女同时合并盆腔子宫内膜异位症时，可考虑根治性子宫切除术，切除子宫和双附件，并清除盆腔内所有异位病灶；年轻、有生育要求的妇女则可考虑将腺肌瘤剔除，保留子宫。在剔除腺肌瘤时可考虑同时行子宫骶神经切断术。根治性子宫切除术后患者症状多不复发。子宫腺肌瘤剔除术后有复发可能，术后可应用药物 3～6 个月，以延缓症状复发。

二、改良式无气腹腹腔镜子宫腺肌瘤剔除术＋骶韧带离断术

无气腹腹腔镜子宫腺肌瘤剔除术是在腹腔镜下将子宫腺肌瘤病灶尽可能切除，从而保留子宫，减轻疼痛和月经过多症状的手术。腹腔镜子宫腺肌瘤剔除术的手术方法遵循子宫肌瘤剔除术的方法，包括应用子宫收缩药、切开子宫、剔除腺肌瘤、缝合创面、取出标本等步骤。但是同子宫肌瘤剔除术相比，腺肌瘤病灶的去除更加困难，因为腺肌瘤病灶一般位于子宫肌层，无明显外突，腹腔镜下有时很难定位；并且腺肌瘤病灶无包膜，与肌层无明显分界，彻底切除非常困难。此外，腺肌瘤的子宫肌壁硬韧，创面张力大，分合困难，因此无气腹腹腔镜子宫腺肌瘤剔除术需要由经验丰富的手术医师施行。

（一）适应证与禁忌证

1.适应证：痛经及经量增多症状明显，经药物保守治疗效果不满意，有生育要求或要求保留子宫者。

2.禁忌证：同改良式无气腹腹腔镜子宫肌瘤剔除术。

（二）术前准备

完善病史采集，常规检查。术区及肠道准备，配套的腹腔镜设备、良好的缝合和止血器械准备同子宫肌瘤剔除术。术前同患者及家属充分沟通，子宫腺肌瘤剔除术即子宫腺肌病病灶切除术可短期缓解痛经及经量增多症状，保留子宫及生育功能。若痛经症状较重，在剔除腺肌瘤时可考虑同时行子宫骶神经切断术。术后可应用药物 3 ～ 6 个月，以延缓症状复发。存在术中、术后病理诊断恶性改术式及二次手术的可能，应充分尊重患者的手术意愿。

（三）手术方法

1. 根据需要选用子宫收缩药物：行腹腔镜子宫腺肌瘤剔除术时可在子宫局部注射缩血管药物，以促进子宫收缩，减少术中出血，如垂体后叶加压素（6 ～ 12U）或缩宫素（10 ～ 20U）用 20mL 生理盐水稀释后注入子宫肌层。同时还可在静脉输液时加入缩宫素滴注，加强子宫收缩。但是子宫腺肌瘤患者的子宫肌层对血管收缩药物的反应往往没有子宫肌瘤好。

2. 切开子宫，剔除腺肌瘤：根据子宫表面形态，结合超声等辅助检查结果，判断腺肌瘤部位。突起于浆膜面的腺肌瘤于病灶边缘做梭形切口，切除病灶至触之柔软的正常肌组织为止，尽量切除全部病灶；位于肌层内的病变，于其表面用单极电钩或普通电刀切开子宫浆肌层，切除质硬的病变。亦可应用 LEEP 刀切除腺肌瘤，病灶深时小心操作以免撕裂内膜，穿透宫腔。

3. 缝合创面：子宫腺肌瘤剔除后的子宫切口张力大，缝合时创面对合困难，需分层缝合，先缝合创面基底肌层组织，再缝合浆肌层，必要时多层缝合。缝合时需注意不能穿透内膜，要求缝扎牢靠，对合肌层时不留死腔，避免术后形成血肿。

（四）手术步骤

1. 患者体位、放置举宫器、建立腹腔镜孔、建立手术操作孔的相关步骤与无气腹腹腔镜子宫肌瘤剥除术相同。

2. 探查子宫、附件及盆腔情况。

3. 确定腺肌瘤部位，单极电钩打开表面子宫浆肌层，暴露腺肌瘤，切除质硬的病变。由于 LEEP 刀有切割、凝血、消融等功能，在切割过程中对组织损伤小，术后疤痕形成少，有利于切口愈合。我院应用 LEEP 刀进行腺肌瘤病灶切除，操作简便，切割效果满意（图 8-25 至图 8-28）。

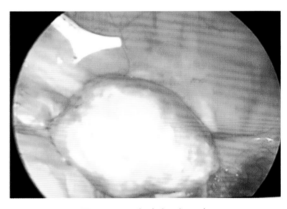

图 8-25　宫底部腺肌瘤

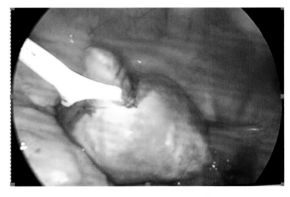

图 8-26　LEEP 刀切除表面浆肌层

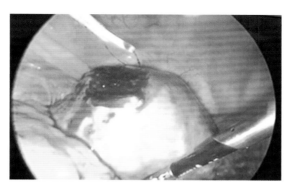

图 8-27 LEEP 刀分次切除宫底部子宫腺肌瘤病灶

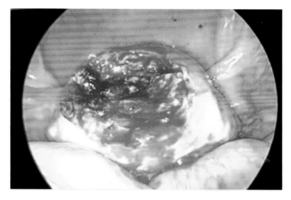

图 8-28 LEEP 刀切除子宫腺肌瘤病灶后

4. 创面缝合：用 1 号可吸收线间断缝合子宫创面（图 8-29），子宫塑形良好（图 8-30）。

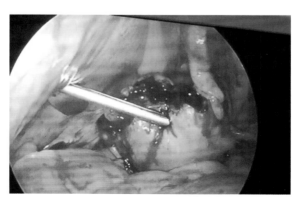

图 8-29 缝合子宫创面

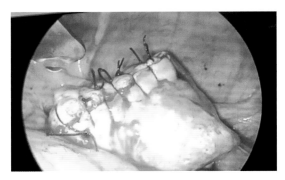

图 8-30　缝合后子宫创面

5.痛经严重者经患者同意后可用单极电钩行双侧骶韧带离断术（图 8-31）。

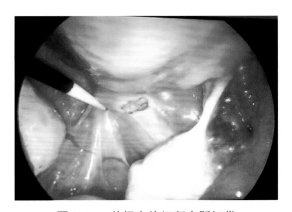

图 8-31　单极电钩切断宫骶韧带

6.切除病灶自左下腹操作孔取出，冲洗盆腔后，创面涂布透明质酸钠防粘连（图 8-32）。

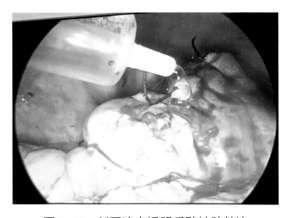

图 8-32　创面涂布透明质酸钠防粘连

7. 常规关闭腹壁穿刺孔。

（五）手术后远期并发症

子宫腺肌病病灶切除术的远期并发症主要为流产、早产或者妊娠期间子宫破裂。与子宫肌瘤剔除术相比，子宫腺肌病病灶切除术后妊娠子宫破裂的危险更大。子宫肌瘤剔除术后，正常的子宫缝合后并没有明显的肌层缺失。而子宫腺肌病病灶侵入正常肌层内，病灶的切除也导致部分正常肌层缺失，其后果是：

1. 妊娠期间子宫肌层的容量减少导致流产和早产。

2. 手术后的子宫壁瘢痕及肌层内剩余的腺肌病病灶，影响子宫的张力和强度。

3. 手术后由于病灶周围子宫肌层缺失，切口张力增加，对合困难，导致切口周围瘢痕子宫壁薄弱。

因此，有生育要求的子宫腺肌病患者选择该手术方式时，一定要考虑其病情的严重程度，权衡各种治疗的利弊，充分告知。

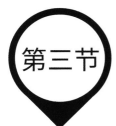

第三节　改良式无气腹腹腔镜子宫切除术

一、无气腹腹腔镜子宫切除手术概述

子宫切除手术（hysterectomy）是妇科手术中最常见的术式，包括保留宫颈的次全子宫切除术和切除子宫体及子宫颈的子宫全切除术。腹腔镜子宫切除手术是指在腹腔镜下完成部分或全部子宫切除手术步骤的手术。虽然腹腔镜子宫切除手术的临床应用只有 20 余年，但是腹腔镜手术的迅猛发展使其日益成熟，已成为替代经腹或经阴道子宫切除手术的成功术式。

无气腹腹腔镜子宫切除手术主要适用于因子宫的良性病变需要切除子宫，而患者无生育要求者，包括子宫肌瘤、子宫腺肌瘤或腺肌症、子宫脱垂、保守治疗失败的严重月经过多、子宫内膜增生等，或由于其他原因需要切除子宫者。此外还包括子宫及宫颈的癌前病变，如宫颈上皮内瘤变3级、子宫内膜不典型增生等。附件和宫颈的保留与否取决于附件和宫颈有无病变，以及患者的年龄。腹腔镜子宫切除术较适当的子宫大小相当于孕12～14周子宫，过大的子宫会影响手术野暴露，增加手术难度，易导致术中出血，并发症的发生率较高。此外，盆腔粘连的程度和范围对腹腔镜手术的安全性至关重要，若致密粘连包裹重要脏器（如输尿管、肠管），腹腔镜下分离困难，选择开腹手术更为安全。

无气腹腹腔镜子宫切除手术的分类方法很多，根据宫颈的保留与否，腹腔镜子宫切除术分为保留宫颈的腹腔镜次全子宫切除手术和切除宫颈的腹腔镜子宫全切除术；根据子宫颈管黏膜保留与否，腹腔镜次全子宫切除手术又包括传统的腹腔镜次全子宫切除术和腹腔镜鞘膜内子宫切除术；根据子宫全切除术中腹腔镜完成手术步骤的多少分为腹腔镜辅助阴式子宫切除术和腹腔镜子宫全切除术。

本节主要介绍两种手术方式：改良式无气腹腹腔镜次全子宫切除术和改良式无气腹腹腔镜辅助阴式子宫切除术。

二、改良式无气腹腹腔镜次全子宫切除术

无气腹腹腔镜次全子宫切除术是在腹腔镜下切除发生病变的子宫体，而保留宫颈的手术，是一种操作相对简单，并发症少的腹腔镜术式。该术式切割水平在宫颈内口上方，避免了膀胱和输尿管的损伤。此外，该术式保留了宫颈，对膀胱和盆底神经损伤小，术后能保持较好的膀胱功能和性功能，因此是一种更能保留患者部分生理功能、更微创的手术，因子宫良

性病变需要切除子宫体的年轻患者尤为适用。

次全子宫切除术最大的缺点是有发生子宫颈残端癌的可能，所以在决定是否行次全子宫切除术前进行完善的宫颈癌筛查是必要的，如宫颈刮片、HPV 检测，必要时做宫颈管搔刮术或阴道镜下子宫颈活检，而且应该行常规宫腔镜检查，以排除子宫颈病变及子宫内膜重度病变。同时术前必须向患者及家属解释清楚保留子宫颈的利弊，以及术后长期随访的重要性。

（一）手术步骤

1. 患者体位、放置举宫器、建立腹腔镜孔、建立手术操作孔同无气腹腹腔镜子宫肌瘤剔除术，探查子宫大小、形态、双附件和盆腔。

2. 离断附件：选择该手术时，一般都保留双附件。离断附件包括切断圆韧带、输卵管峡部和卵巢固有韧带。此时举宫器向对侧推举子宫，可采用双极、超声刀、Ligasure 等操作工具。最好使用血管闭合器（Ligasure），它可以同时钳夹圆韧带、输卵管峡部和卵巢固有韧带等组织，凝切后出血少，术野清楚，简单快捷（图 8-33 至图 8-40）。

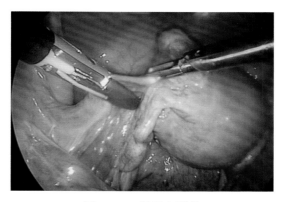

图 8-33　暴露左附件

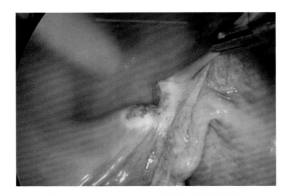

图 8-34 Ligasure 切断左侧圆韧带

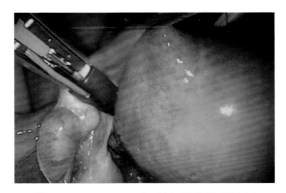

图 8-35 Ligasure 切断左侧输卵管峡部

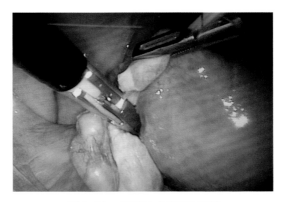

图 8-36 切断左侧固有韧带

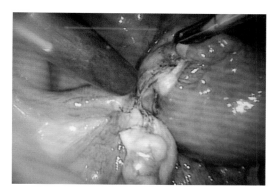

图 8-37 完全切断左附件

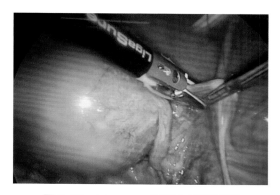

图 8-38 Ligasure 凝切右侧圆韧带

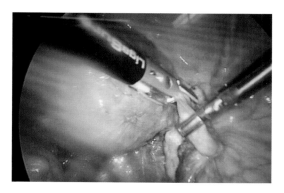

图 8-39 切断右侧输卵管峡部

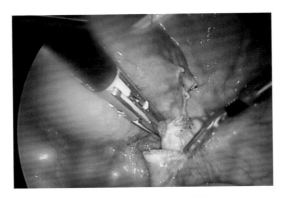

图 8-40　完全切断右附件

3. 分离膀胱宫颈间隙：离断双附件后，处理宫旁组织，打开阔韧带前叶、后叶及子宫膀胱反折腹膜。应用举宫器向头端牵张子宫，适度下推膀胱，分离膀胱宫颈间隙（图 8-41、图 8-42）。

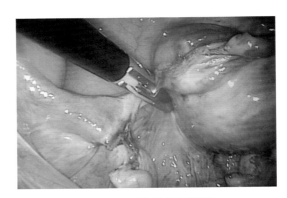

图 8-41　处理宫旁组织

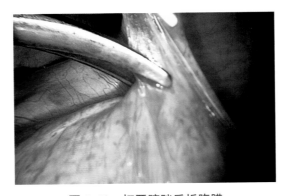

图 8-42　打开膀胱反折腹膜

4. 处理子宫血管：该术式的关键步骤是处理子宫血管。处理宫旁组织，暴露子宫血管后，可采用双极、超声刀或 Ligasure 凝断子宫血管（图 8-43、图 8-44）。目前多采用套扎子宫的方法处理子宫血管，断离双附件后，无需打开子宫膀胱反折腹膜，用自制的套扎线圈（路得结）套扎子宫颈内口水平以阻断子宫血管，使手术操作更简单、快捷、安全。

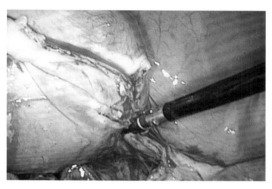

图 8-43 处理宫旁组织，暴露子宫血管

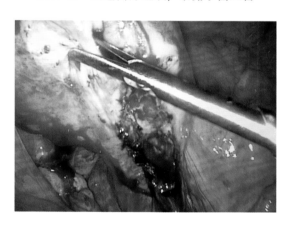

图 8-44 凝切子宫血管

5. 切除子宫体：可用单极电钩自子宫峡部楔形切开并离断子宫，宫颈创面电凝止血（图 8-45 至图 8-47）。

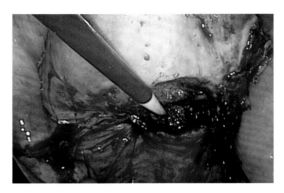

图 8-45　单极电钩自宫骶韧带楔形切开子宫峡部

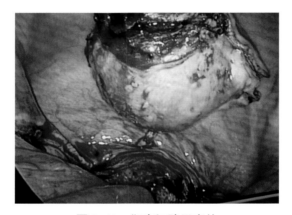

图 8-46　彻底切除子宫体

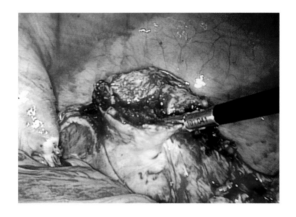

图 8-47　宫颈断端

　　6. 处理残端：切除子宫体后，同时电凝宫颈残腔内膜，宫颈断端可用 1/0 聚酯线间断缝合并腹膜化（图 8-48 至图 8-51）。

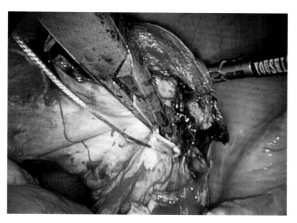

图 8-48　1/0 聚酯线间断缝合宫颈断端

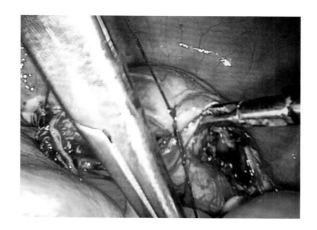

图 8-49　长持针器腹腔内打结

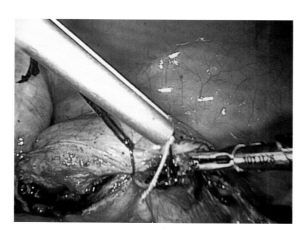

图 8-50　推结器打结

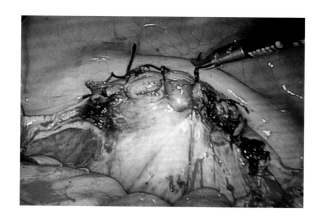

图 8-51　缝合后宫颈断端

7. 粉碎宫体：切除的子宫体以旋切器碎解取出体外（图 8-52、图 8-53）。

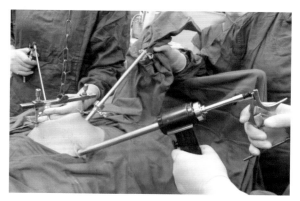

图 8-52　无气腹腹腔镜下肌瘤旋切器碎解子宫（外侧观）

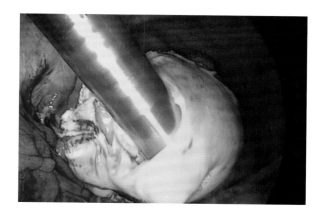

图 8-53　肌瘤旋切器碎解子宫

8.充分冲洗盆腹腔，查无活动出血，术毕。

（二）手术点评

1.依序仔细检查盆腔，如有粘连，首先分离周围组织的粘连。如肌瘤位置较低，瘤体较大，妨碍手术视野，影响手术操作时，可先剔除肌瘤并处理瘤腔后再继续手术操作。子宫体积较大，操作时应特别注意预防损伤周围脏器。

2.除楔形切除子宫外，还可宫颈峡部套扎切除，要确保子宫峡部套扎线部位准确，套扎牢固，该套扎线起着阻断子宫血管，封闭宫颈管的双重作用，要确保套扎牢固后再以旋切器粉碎子宫体及肌瘤组织；否则，一旦套扎线滑脱，子宫血管回缩，止血将非常困难，而且盲目钳夹止血还将增加输尿管损伤的风险。

3.对残留组织的处理：残留的宫颈管内膜必须进行电凝破坏，避免子宫内膜脱落导致医源性子宫内膜异位症及宫颈管内膜周期性出血引起腹痛。另外，宫颈上方余留的组织要适中，有报道余留组织过多致术后残端坏死，盆腔感染。

三、改良式无气腹腹腔镜辅助阴式子宫切除术

腹腔镜全子宫切除术是各种子宫切除手术中技术要求最高、操作技巧最强的一种手术。该手术技术难度高，要在腹腔镜下离断子宫血管及子宫骶骨韧带和主韧带，经阴道取出子宫后，还要镜下缝合阴道残端，每一个步骤都是一种高难度的操作，掌握不当，极易发生术中、术后出血或膀胱和输尿管损伤等并发症。

而腹腔镜辅助阴式子宫切除术（laparoscopic assisted vaginal hysterectomy，LAVH）是早期腹腔镜子宫切除术的代表，它由 Reich 于 1989 年首次报道。其实，LAVH 是阴式子宫切除方式的一种改进，它既有开腹子宫切除术时

清晰的视野，又弥补了阴式子宫切除术无法探查盆腔情况及处理附件的缺点，尤其是当术前估计患者存在盆腔粘连等情况时，选用 LAVH 既安全又符合微创原则。该术式从易到难分为Ⅳ型术式，尤其是Ⅰ型、Ⅱ型术式，腹腔镜下操作的部分极少，只要有阴式子宫切除术的基础，就能开展此项手术，为初学者提供了操作机会，尤其适用于一些条件不具备的基层医院开展。

手术步骤

1. 患者取膀胱截石位，放置举宫器、建立腹腔镜孔、建立手术操作孔同无气腹腹腔镜次全子宫切除术，探查子宫大小、形态及双附件和盆腔情况。

2. 离断附件：切除附件时，靠近卵巢门切断漏斗韧带，然后离断圆韧带。保留附件时，应该逐一切断圆韧带、输卵管峡部和卵巢固有韧带（图 8-54 至图 8-56）。

3. 分离膀胱宫颈间隙：离断圆韧带后，顺着同一方向剪开并提起膀胱反折腹膜，切断宫颈间隙组织，顿性下推膀胱。

4. 处理完附件后，即可转入阴道操作，也可以根据子宫血管的情况，先处理完子宫血管后再转入阴道手术。

5. 转阴式手术：按阴式子宫切除术的步骤逐步处理子宫主韧带、骶韧带、子宫血管，并缝合反折腹膜及阴道残端（图 8-57 至图 8-64）。

6. 再次悬吊腹壁，探查盆腔，冲洗盆腔后，缝合各穿刺孔。

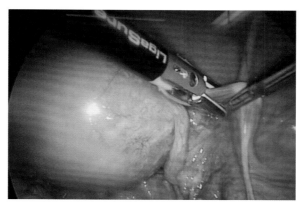

图 8-54　离断圆韧带

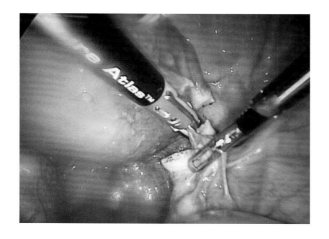

图 8-55　离断输卵管峡部及卵巢固有韧带

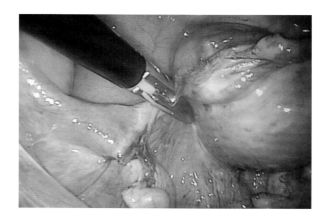

图 8-56　处理宫旁组织

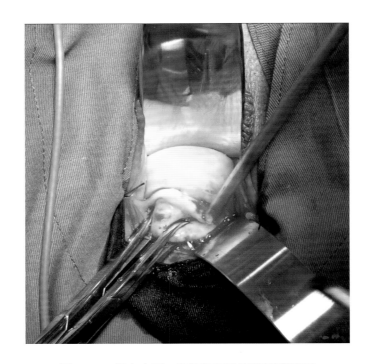

图 8-57 钳夹宫颈，环行切开宫颈部阴道黏膜

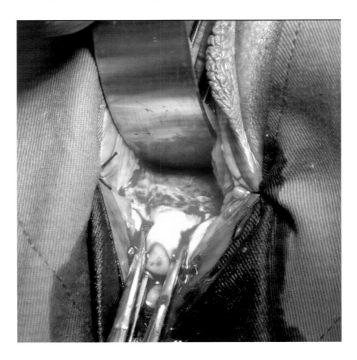

图 8-58 钝性分离膀胱宫颈间隙

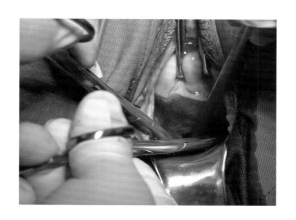

图 8-59　打开阴道后壁黏膜及后腹膜

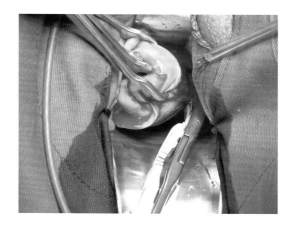

图 8-60　血管闭合器离断主韧带、骶韧带

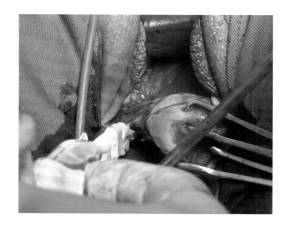

图 8-61　紧贴子宫离断子宫血管

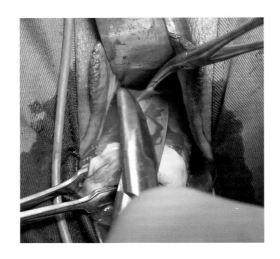

图 8-62　打开前腹膜

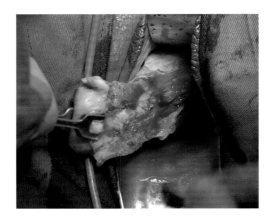

图 8-63　碎解子宫并取出

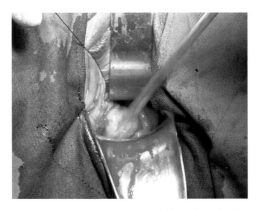

图 8-64　半荷包缝合阴道前后壁及腹膜

第九章
改良式无气腹腹腔镜下回肠移植阴道成形术

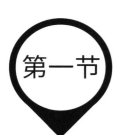 **第一节** **手术适应证与禁忌证**

一、适应证

需行人工阴道的患者，如先天性无阴道、两性畸形无正常阴道、雄激素不敏感综合征、易性癖男变女变性手术者。

二、禁忌证

1. 不具备阴道成形手术指征者。

2. 合并严重的盆腔粘连者。

3. 患者全身状况不能耐受手术者。

4. 准备切取的肠断血运障碍者。

第二节 术前准备

1.诊断：完善术前相关辅助检查。

2.会阴部术前准备如前面所述。

3.准备：术前进半流食，口服肠道抗生素3天，手术前1天晚上口服蓖麻油清洁肠道。

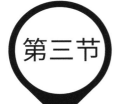

第三节 手术方法与步骤

一、麻醉的选择

1.麻醉：联合阻滞麻醉或全麻。

2.体位：膀胱截石位。

二、手术步骤

1.患者取膀胱截石位，碘伏消毒腹部、外阴，铺无菌巾（图9-1）。

2.建立腹腔镜孔：于脐孔中间做1cm切口，进自制戳卡（图9-2）。

3.悬吊腹壁：不锈钢穿刺针在耻骨联合上4cm左右处沿腹白线向脐下方向刺入钢针，钢针经皮下于脐下2cm处穿出，放置钢针抓手，悬吊腹壁，用卷链器调节腹壁悬吊的高度（图9-3）。

4.操作孔的建立：于右下腹麦氏点做一3cm大小的切口，小拉钩协助暴露术野（图9-4）。

5.置入腹腔镜：于脐部置镜观察盆腹腔情况（图9-5）。

6. 移植回肠袢的选择及游离：以普通手术器械选距回盲部约50cm处提取回肠至腹腔外，取20cm带血管蒂的回肠作为移植肠袢，在腹腔外直视下完成肠系膜游离、切去移植肠袢并闭合肠袢近端，再将回肠端吻合，闭合肠系膜（图9-6至图9-10）。

7. 阴道造穴：再次消毒会阴，于阴道前庭凹陷处，"+"字切开黏膜后，腹腔镜监视下钝性向上分离尿道膀胱与直肠间隙，达盆腔膀胱直肠凹陷处腹膜并切开腹膜，充分游离，形成人工阴道腔穴（图9-11、图9-12）。

8. 将游离回肠袢远端拉入人工阴道腔穴内（图9-13、图9-14），以3/0号Dexon线将肠袢远端与前庭黏膜间断缝合，形成人工阴道并佩戴相应型号模具（图9-15、图9-16）。

9. 探查盆腹腔无活动出血，清点器械、纱布无误，再次检查游离、吻合后的肠管位置，色泽无异常，缝合脐孔及手术切口，术毕阴道填塞碘伏纱布1块。

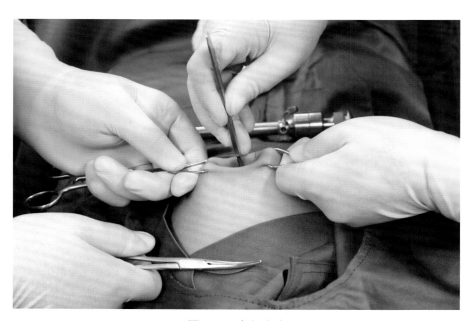

图9-1　建立脐孔

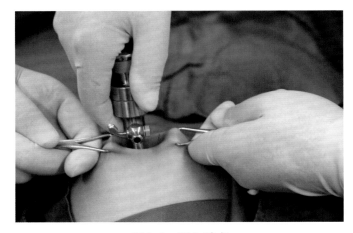

图 9-2　置入戳卡

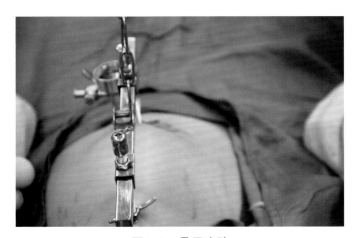

图 9-3　悬吊腹壁

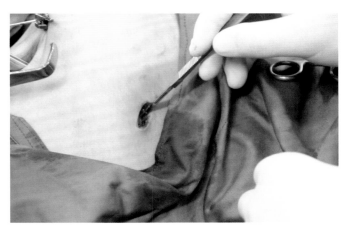

图 9-4　建立操作孔

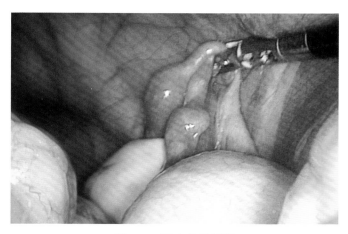

图 9-5　探查盆腔情况

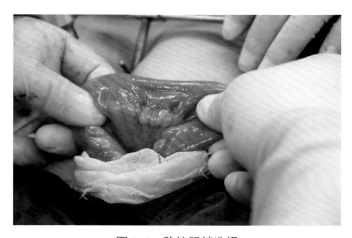

图 9-6　移植肠袢选择

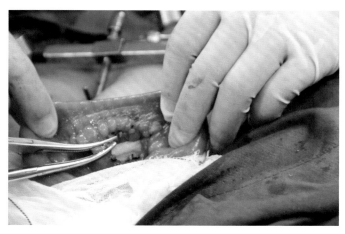

图 9-7　游离肠管

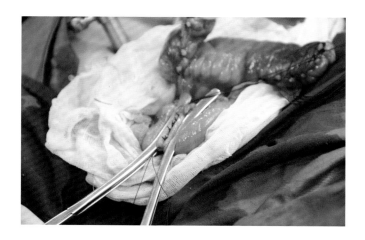

图 9-8　肠管端端吻合

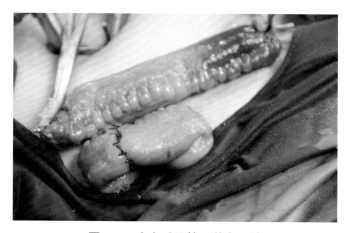

图 9-9　吻合后肠管及游离肠袢

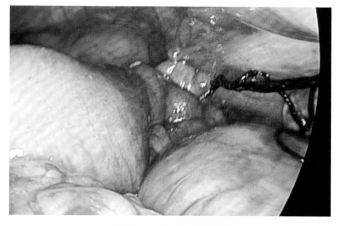

图 9-10　还纳后肠管

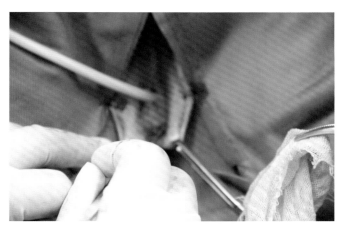

图 9-11 十字切开前庭陷凹陷

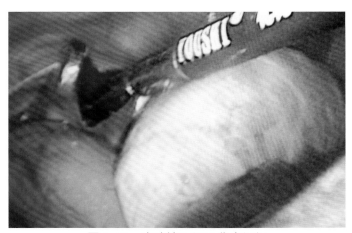

图 9-12 腹腔镜下切开盆底组织

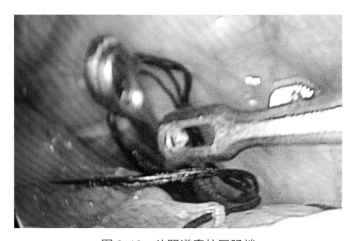

图 9-13 从阴道牵拉回肠袢

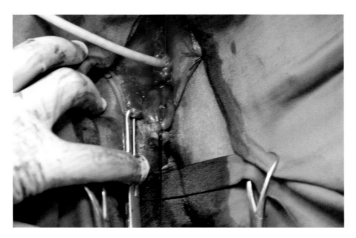

图 9-14　回肠袢远端牵拉入人工阴道腔穴

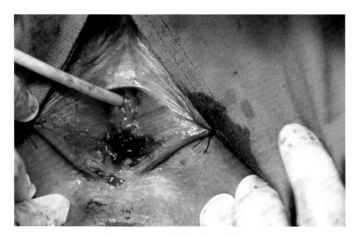

图 9-15　成形后人工阴道

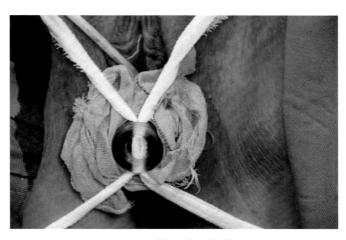

图 9-16　放置并固定模具

三、术中注意事项

游离肠段前，可利用对侧光照仔细分辨各自的动脉走行及有无变异，注意保留血管弓，避免游离肠段坏死，切断前可试行钳夹游离段肠管上下血管，观察血运是否良好。在将游离段肠管置入人工阴道时，注意勿使肠管与肠系膜扭曲，需观察肠段颜色 15 ～ 20 分钟，如成紫黑色，则应将肠管重新取出，检查血管弓是否扭转。

人工阴道造穴时，为避免损伤直肠和膀胱，可在进入洞穴的 3 ～ 4cm 前用左手食指进入肛门内，金属导尿管插入膀胱内做指引，此后再用食指深入洞穴内向两侧钝性分离，在腹腔镜监视下钝性向上分离尿道膀胱与直肠间隙，达盆腔膀胱直肠凹陷处腹膜并切开腹膜。

四、术后护理

1. 监测生命体征，尽早下床活动。

2. 饮食：术后肛门排气后恢复半流质饮食及普通饮食。

3. 会阴及尿管护理：术后保持尿管通畅，每日常规擦洗会阴 2 次，术后第 2 日拔除尿管。

4. 术后预防性应用抗生素 2 ～ 3 天，根据体温决定抗生素使用时间。

5. 阴道模具的佩戴：术后第 2 天取出阴道内纱布，使用不同型号模具防止人工阴道狭窄，隔日碘伏清洁消毒阴道一次，并更换模具，更换时注意观察移植回肠的色泽，避免损伤回肠。

6. 出院后嘱患者定期复查，坚持 24 小时佩戴模具，已婚患者术后 2 个月即可同房。

参考文献

1. 夏恩兰，冯力民.无气腹腹腔镜在妇产科的临床应用.国际妇产科学杂志，2008，35（2）：82-85.

2. 李银凤.妇科悬吊式腹腔镜手术.北京：人民卫生出版社，2004.

3. 庞芹，李立.正确认识无气腹腹腔镜在妇科手术的地位.中国实用医药，2008，3（22）：189-190.

4. 陈子江.人类生殖与辅助生殖.北京：科学出版社，2005：633-674.

5. 夏恩兰，冯力民.无气腹腹腔镜的发展和在妇产科的临床应用.中国微创外科杂志，2008，8（10）：870-873.

6. 闫子忠，吕绍勋.显微输卵管吻合160例临床分析.中外医疗，2009，33：52.

7. 傅朝春，杨春丽.输卵管吻合术106例分析.中国计划生育杂志，2003，(9)：566-567.

8. 张滨惠，李恒新，杨爱华，等.经X线的输卵管介入疏通术治疗输卵管近端堵塞.中国现代医生，2009，47（30）：140-141.

9. 陈友国，沈宗姬，黄沁，等.腹腔镜下卵巢打孔术治疗多囊卵巢综合征的临床价值探讨.苏州大学学报（医学版），2008，28（1）：109-111.

10. 熊英，张雪玉，李向红.腹腔镜探查联合输卵管通液术诊治女性不孕症的临床研究.宁夏医学杂志，2011，33（7）：591-592.

11. 余莉萍，王冬昱，方艺川，等.腹腔镜手术在女性不孕症诊治中的应用.中国医学创新，2011，32（8）：64-66.

12. 钱丽，葛春晓 . 腹腔镜卵巢打孔术治疗多囊卵巢综合征伴不孕 . 中国微创外科杂志，2008，10（8）：934-936.

13. 李光仪 . 实用妇科腹腔镜手术学 . 北京：人民卫生出版社，2006.

14. 刘新民 . 妇产科手术学 . 北京：人民卫生出版社，2007.

15. 马彩虹 乔杰 . 生殖医学微创手术学 . 北京：北京大学医学出版社，2012：122-131.

16. 李欣，孙金豹，纪江海，等 . 无气腹腹腔镜在妊娠合并卵巢囊肿手术的临床应用 . 中华临床医师杂志 .2012，6（8）：2251-2252.

17. 石一复 . 剖宫产瘢痕妊娠及相关问题 . 北京：人民军医出版社，2016：171-172.

18. 向阳 . 关于剖宫产瘢痕妊娠的分型与治疗方法的选择 . 中国妇产科临床杂志，2012，13（6）：401-404.

19. 冷金花，郎景和 . 子宫腺肌病的手术治疗 . 实用妇产科杂志，2006，22（1）：11-12.

20. 李光仪 . 妇科腹腔镜手术难点与对策 . 北京：人民卫生出版社，2013：37，194-195.

21. 郑泽，伍冀湘，李文志 . 悬吊式腹腔镜下带血管蒂乙状结肠移植阴道成形术 . 中国美容医学，2011，20（1）：9-11.